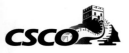

中国临床肿瘤学会（CSCO）
儿童及青少年白血病诊疗指南
2023

GUIDELINES OF CHINESE SOCIETY OF CLINICAL ONCOLOGY (CSCO)

LEUKEMIAS IN CHILDREN AND ADOLESCENT

中国临床肿瘤学会指南工作委员会　组织编写

人民卫生出版社
·北京·

U0385581

图书在版编目（CIP）数据

中国临床肿瘤学会（CSCO）儿童及青少年白血病诊疗指南.2023/中国临床肿瘤学会指南工作委员会组织编写.—北京：人民卫生出版社，2023.4

ISBN 978-7-117-34682-5

Ⅰ.①中…　Ⅱ.①中…　Ⅲ.①小儿疾病—白血病—诊疗—指南　Ⅳ.①R733.7-62

中国国家版本馆 CIP 数据核字（2023）第 050891 号

人卫智网　www.ipmph.com　医学教育、学术、考试、健康，购书智慧智能综合服务平台
人卫官网　www.pmph.com　人卫官方资讯发布平台

中国临床肿瘤学会（CSCO）儿童及青少年白血病诊疗指南 2023
Zhongguo Linchuang Zhongliu Xuehui（CSCO）Ertong ji Qingshaonian Baixuebing Zhenliao Zhinan 2023

组织编写：中国临床肿瘤学会指南工作委员会
出版发行：人民卫生出版社（中继线 010-59780011）
地　　址：北京市朝阳区潘家园南里 19 号
邮　　编：100021
E - mail：pmph @ pmph.com
购书热线：010-59787592　010-59787584　010-65264830
印　　刷：北京汇林印务有限公司

经　销：新华书店
开　本：787×1092　1/32　**印张**：11
字　数：294 千字
版　次：2023 年 4 月第 1 版
印　次：2023 年 4 月第 1 次印刷
标准书号：ISBN 978-7-117-34682-5
定　价：86.00 元

打击盗版举报电话：010-59787491　**E-mail**：WQ @ pmph.com
质量问题联系电话：010-59787234　**E-mail**：zhiliang @ pmph.com
数字融合服务电话：4001118166　**E-mail**：zengzhi @ pmph.com

中国临床肿瘤学会指南工作委员会

组　长　徐瑞华　　李　进

副组长　（以姓氏汉语拼音为序）

　　　　程　颖　　樊　嘉　　郭　军　　赫　捷　　江泽飞
　　　　梁　军　　梁后杰　　马　军　　秦叔逵　　王　洁
　　　　吴令英　　吴一龙　　殷咏梅　　于金明　　朱　军

中国临床肿瘤学会（CSCO）
儿童及青少年白血病诊疗指南

2023

郝文鹏 *　哈尔滨血液病肿瘤研究所
胡绍燕 *　苏州大学附属儿童医院
贾垂明　哈尔滨医科大学附属肿瘤医院
蒋鸣燕 *　四川大学华西第二医院
金润铭　华中科技大学同济医学院附属协和医院
鞠秀丽 *　山东大学齐鲁医院
李　白 *　郑州大学第一附属医院
李本尚 *　上海交通大学医学院附属上海儿童医学中心
刘玉峰　郑州大学第一附属医院
马　军　哈尔滨血液病肿瘤研究所
马夫天 *　河北省儿童医院
沈树红 *　上海交通大学医学院附属上海儿童医学中心
沈志祥　上海交通大学医学院附属瑞金医院

孙　媛　北京京都儿童医院
孙立荣　青岛大学附属医院
汤静燕　上海交通大学医学院附属上海儿童医学中心
汤燕静 *　上海交通大学医学院附属上海儿童医学中心
王宁玲　安徽医科大学第二附属医院
王天有　首都医科大学附属北京儿童医院
吴敏媛　首都医科大学附属北京儿童医院
吴小艳 *　华中科技大学同济医学院附属协和医院
谢志伟 *　安徽医科大学第二附属医院
徐慧娟 *　青岛大学附属医院
许吕宏 *　中山大学孙逸仙纪念医院
杨文钰 *　中国医学科学院血液病医院（血液学研究所）
于　洁 *　重庆医科大学附属儿童医院

于皎乐　　首都医科大学附属北京儿童医院
张瑞东　　首都医科大学附属北京儿童医院
赵东陆　　哈尔滨血液病肿瘤研究所
郑胡镛 *　首都医科大学附属北京儿童医院
竺晓凡 *　中国医学科学院血液病医院（血液学研究所）

　　基于循证医学证据、兼顾诊疗产品的可及性、吸收精准医学新进展，制定中国常见肿瘤的诊断和治疗指南，是中国临床肿瘤学会（CSCO）的基本任务之一。近年来，临床诊疗指南的制定出现新的趋向，即基于诊疗资源的可及性，这尤其适合于发展中国家，以及地区差异性显著的国家和地区。中国是幅员辽阔、地区经济和学术发展不平衡的发展中国家，CSCO 指南需要兼顾地区发展差异、药物和诊疗手段的可及性及肿瘤治疗的社会价值三个方面。因此，CSCO 指南的制定，要求每一个临床问题的诊疗意见根据循证医学证据和专家共识度形成证据类别，同时结合产品的可及性和效价比形成推荐等级。证据类别高、可及性好的方案，作为 I 级推荐；证据类别较高、专家共识度稍低，或可及性较差的方案，作为 II 级推荐；临床实用，但证据类别不高的，作为 III 级推荐。CSCO 指南主要基于国内外临床研究成果和 CSCO 专家意见，确定推荐等级，以便于大家在临床实践中参考使用。CSCO 指南工作委员会相信，基于证据、兼顾可及、结合意见的指南，更适合我国的临床实际。我们期待得到大家宝贵的反馈意见，并将在指南更新时认真考虑、积极采纳合理建议，保持 CSCO 指南的科学性、公正性和时效性。

中国临床肿瘤学会指南工作委员会

目录

CSCO 诊疗指南证据类别

证据特征			CSCO 专家共识度
类别	水平	来源	
1A	高	严谨的 meta 分析、大型随机对照研究	一致共识 （支持意见 ≥ 80%）
1B	高	严谨的 meta 分析、大型随机对照研究	基本一致共识 （支持意见 60% ~ < 80%）
2A	稍低	一般质量的 meta 分析、小型随机对照研究、设计良好的大型回顾性研究、病例 - 对照研究	一致共识 （支持意见 ≥ 80%）
2B	稍低	一般质量的 meta 分析、小型随机对照研究、设计良好的大型回顾性研究、病例 - 对照研究	基本一致共识 （支持意见 60% ~ < 80%）
3	低	非对照的单臂临床研究、病例报告、专家观点	无共识，且争议大 （支持意见 < 60%）

CSCO 诊疗指南推荐等级

推荐等级	标准
Ⅰ级推荐	**1A 类证据和部分 2A 类证据** CSCO 指南将 1A 类证据，以及部分专家共识度高且在中国可及性好的 2A 类证据，作为Ⅰ级推荐。具体为：适应证明确、可及性好、肿瘤治疗价值稳定，纳入《国家基本医疗保险、工伤保险和生育保险药品目录》的诊治措施
Ⅱ级推荐	**1B 类证据和部分 2A 类证据** CSCO 指南将 1B 类证据，以及部分在中国可及性欠佳，但专家共识度较高的 2A 类证据，作为Ⅱ级推荐。具体为：国内外随机对照研究，提供高级别证据，但可及性差或者效价比不高；对于临床获益明显但价格较贵的措施，考虑患者可能获益，也可作为Ⅱ级推荐
Ⅲ级推荐	**2B 类证据和 3 类证据** 对于某些临床上习惯使用，或有探索价值的诊治措施，虽然循证医学证据相对不足，但专家组意见认为可以接受的，作为Ⅲ级推荐

一、总论

白血病是儿童及青少年时期占首位的恶性疾病，发病率为（3~5）/10万，亦是导致儿童及青少年时期死亡的主要疾病之一。儿童及青少年白血病90%以上为急性白血病，其中急性淋巴细胞白血病（ALL）约占75%，急性髓系白血病（AML）约占25%。17号染色体上的维A酸受体α（RARα）基因发生断裂，与15号染色体上的早幼粒细胞白血病（PML）基因发生融合，形成 *PML-RARα* 融合基因的急性早幼粒细胞白血病（APL）占儿童及青少年AML的5%~10%，核心结合因子相关AML（CBF-AML）约占儿童及青少年AML的30%，使得儿童及青少年AML的亚型构成明显不同于成人AML。儿童及青少年慢性髓性白血病（CML）发病率低，国内外研究报道，经典型CML的临床过程与成人CML极为相似。其他少见的儿童及青少年特有类型，如婴儿白血病、唐氏综合征伴发的白血病在预后和治疗也有各自的特点。

近半个世纪以来，根据形态学、免疫学、细胞遗传学及分子生物学的（MICM）分型和早期治疗反应评估为基础的危险度分层联合化疗，结合有效的针对致病基因靶点的新型药物纳入方案、更好的护理（深静脉置管技术的普及等）及支持治疗使儿童及青少年急性白血病的生存率及生存质量得到明显提高。由于酪氨酸激酶抑制剂的问世，改变了以往儿童及青少年CML的造血干细胞移植治疗模式。全反式维A酸及砷剂的联合应用，使儿童及青少年APL家庭模式治疗成为现实。

血液学、免疫学、分子生物学及新药研发领域（包括靶向药物）的迅猛发展，促进了新技术、新疗法的临床转化，儿童及青少年白血病的诊疗水平得到了显著提高，但规范诊疗需要普及提高，通过专家讨论，根据循证医学证据，解决实际问题是编写该指南的初心。

我国地区间儿童及青少年白血病的诊疗及管理水平尚不平衡，不同地区同质化诊疗对于儿童及青少年白血病的近、远期疗效的提高，不良反应的降低和生存质量的改善极为重要。鉴于此，CSCO 儿童及青少年血液病工作组在委员会的带领和指导下编写该指南，为促进儿童及青少年白血病整体诊治水平提高尽绵薄之力。

二、儿童急性淋巴细胞白血病

1. 治疗前评估

	I 级推荐	II 级推荐	III 级推荐
病史与体格检查	主诉，现病史，既往史，家族史，生长发育史、放射线、化学毒物接触史；生命体征测量，贫血和出血表现，皮疹，浅表淋巴结、肝脾、睾丸、神经系统体征等		
实验室检查	全血细胞计数及分类，尿便常规，肝肾功能、心功能，电解质，凝血功能，铁蛋白，G6PD 活性脑脊液 [a] 病原微生物筛查 妊娠测试		
影像学检查	心电图，心脏彩超，腹部超声，淋巴结超声，睾丸超声，头颅 CT/MRI [b]		全身 PET/CT [c]
骨髓检查	MICM 分型（骨髓细胞形态学、骨髓组化染色、免疫分型 [d]、染色体核型分析、FISH 检查、融合基因定性及定量 RT-PCR）	骨髓活检 [e]，NGS，*IgH/TCR* 重排定量 PCR，RNA seq，药物基因组测定（*TPMT* 及 *NUDT15*）[f]	

【注释】

a 腰椎穿刺的时机应与所选择的治疗方案一致，建议腰椎穿刺与初始 IT 治疗同时进行。

b 对于诊断时有神经系统症状和或体征的患者，应进行适当的影像学检查。

c 怀疑淋巴母细胞淋巴瘤的患者，可选择全身 PET/CT。

d 免疫分型。①幼稚淋巴细胞免疫分型标志：CD34、TdT、HLA-DR、CD10、CD1a（有时可表达 CD13、CD33）；②B-ALL：表达 CD19、CD79a、PAX5、CD22、CD20；③T-ALL：表达 cyCD3、CD2、CD4、CD5、CD7、CD8；④早前 T-ALL（ETP-ALL）：缺乏表达 CD1a、CD8 表达；CD5 弱表达或不表达；至少有一个髓系或干细胞抗原表达（CD13、CD33、CD117、CD11b、CD34、CD65、HLA-DR 等），但 MPO 阴性。

e 骨髓干抽或骨髓坏死的患儿应进行骨髓活检。

f 检测硫嘌呤代谢相关 TPMT 和 NUDT15 基因，有助于指导有关药物剂量的调整[1]。

儿童急性淋巴细胞白血病

2. 诊断

急性淋巴细胞白血病（acute lymphoblastic leukemia，ALL）的诊断主要依据：骨髓中原始及幼稚淋巴细胞 ≥ 20%。在不能获取骨髓样本时外周血原始及幼稚淋巴细胞 ≥ 20% 或可代替骨髓进行诊断。按照 WHO 2016 诊断标准建议，骨髓细胞形态学 - 免疫分型 - 细胞遗传学 - 分子生物学（morphology-immunophenotype-cytogenetics-molecular biology，MICM）的综合检查分析有助于更精准诊断 ALL。

中枢神经系统白血病（central nervous system leukemia，CNSL）：新诊断的 ALL，需通过脑脊液和影像检查对中枢神经系统（CNS）状态进行评估和分级，CNS 状态对于 CNSL 的诊断、预防和治疗具有重要指导意义。

根据脑脊液进行 ALL-CNS 状态分级

分级	条件
CNS1	需要同时符合以下 3 项： ①脑脊液中无白血病细胞 ②无 CNS 异常的临床表现，即无明显的与白血病有关的脑神经麻痹 ③无 CNS 异常的影像学依据
CNS2	符合以下任何 1 项： ①腰穿无损伤，即脑脊液不混血，RBC∶WBC≤100∶1，脑脊液中 WBC 计数≤5 个 /μl，并见到明确的幼稚淋巴细胞 ②腰穿有损伤，即脑脊液混血（RBC∶WBC>100∶1），脑脊液中见到明确的幼稚淋巴细胞 ③腰穿有损伤，为血性脑脊液，如初诊外周血 WBC>50×10^9/L 则为 CNS2
CNS3 （即 CNSL）	符合以下任何 1 项： ①脑脊液中 RBC∶WBC≤100∶1，WBC>5 个 /μl，离心涂片发现幼稚淋巴细胞 ②或有其他明确病因的脑神经麻痹 ③或 CT/MRI 显示脑或脑膜病变，并除外其他中枢神经系统疾病

儿童急性淋巴细胞白血病

睾丸白血病（testicular leukemia，TL）：诊断主要根据临床体征和超声检查结果。ALL 患者 TL 表现为睾丸单侧或双侧肿大，质地变硬或呈结节状，缺乏弹性感，透光试验阴性，超声检查可发现睾丸呈非均质性浸润。初诊患儿 TL 可不做活检。经过全身化疗，骨髓和睾丸病变缓解的患儿，再出现睾丸肿大者或超声提示有浸润表现，应进行活检以确定是否为睾丸白血病复发。

3. 危险分层标准

ALL 诊断后需根据危险因素进行分组，原则上应综合考虑诊断时的年龄、外周血白细胞计数、髓外白血病状态、免疫分型、肿瘤细胞遗传学特征及治疗反应加以确定。危险分层依据为《儿童急性淋巴细胞白血病诊疗规范（2018 年版）》及中国 ALL 多中心协作组 CCCG 2015 诊疗方案。

《儿童急性淋巴细胞白血病诊疗规范（2018 版）》危险分层

分层	条件
低危组	符合以下所有条件： ①年龄 ≥ 1 岁且 < 10 岁 ② WBC < 50 × 10⁹/L ③诱导 d15~d19 骨髓 M1（原淋 + 幼淋 < 5%）；或诱导 d33~d45 骨髓 M1 ④诱导 d15~d33 骨髓 MRD < 1% 和巩固治疗前 MRD < 0.01%

分层	条件
中危组	符合以下任一项或多项： ①年龄 ≥ 10 岁 ②初诊最高 WBC ≥ 50×10^9/L ③ CNS2、CNSL（CNS3）或/和睾丸白血病（TL） ④ T-ALL ⑤ t（1；19）/*E2A-PBX1* ⑥ Ph$^+$ALL ⑦ Ph 样 ALL ⑧ iAMP21 ⑨ d15~d19 骨髓 M2（5% ≤ 原淋 + 幼淋 <20%），且 d33~d45 骨髓 M1 ⑩诱导治疗 d15~d19：0.1% ≤ MRD<10% 或诱导治疗后（d33~d45）：0.01% ≤ MRD<1% 或巩固治疗前 MRD<0.01%

分层	条件
高危组	符合以下任一项或多项： ① t（4；11）（*MLL-AF4*）或其他 MLL 基因重排阳性 ②低二倍体（≤44）或 DI 指数<0.8 ③ *MEF2D* 重排 ④ IKZF 阳性 ⑤ *TCF3-HLF*/t（17；19）（q22；p13） ⑥ d15~19 骨髓 M3（原淋 + 幼淋 ≥20%） ⑦ d33~45 骨髓未完全缓解 M2 及 M3（原淋 + 幼淋 ≥5%） ⑧诱导治疗后（d33~45）评估纵隔瘤灶没有缩小到最初肿瘤体积的 1/3，或巩固治疗前仍存在瘤灶者列入高危 ⑨诱导治疗 d15~19 MRD ≥10%，或诱导治疗后（d33~45）MRD ≥1%，或巩固治疗前 MRD ≥0.01%

儿童急性淋巴细胞白血病

CCCG-2015-ALL 诊疗方案的危险分层[4]

分层	条件
低危组	必要条件（B-ALL 满足以下条件之一）： ①年龄 ≥ 365 天，但 ≤ 9.9 岁，且 WBC ≤ 50 × 10⁹/L ②染色体 ≥ 50 或 DNA 指数 ≥ 1.16 ③ *ETV6-RUNX1*（*TEL-AML1*）融合基因型阳性 必须除外下列情况： ① CNS3 和 / 或睾丸白血病 ② t（1；19），t（9；22），MLLr、染色体<44、iAMP21 ③诱导缓解 d19 MRD ≥ 1%
中危组	① T-ALL ② Ph⁺ALL ③ MLLr：年龄 ≥ 6 个月或 WBC<300 × 10⁹/L ④染色体数<44 ⑤其他所有不符合低危和高危组的 ALL
高危组	① d46 MRD ≥ 1% ② MLLr-ALL：年龄<6 个月，且 WBC ≥ 300 × 10⁹/L ③ *TCF3-HLF*/t（17；19）（q22；p13）

儿童急性淋巴细胞白血病

4. 治疗

急性淋巴细胞白血病的治疗是以化疗为主的整体综合治疗模式，确诊后应根据危险程度分组进行分层治疗以取得最佳治疗效果。目前儿童 ALL 的 5 年 EFS 和 OS 已分别提高至 80% 及 90% 以上，累积复发率降低至 10%~15% 以下[5-10]，仅少数高危、难治、复发 ALL 患儿需要行异基因造血干细胞移植治疗。

国际上儿童 ALL 的治疗原则相似，系统化疗的全过程包括诱导缓解治疗、缓解后巩固治疗、维持治疗，期间还包含了中枢神经系统白血病的预防和 / 或治疗。Ph$^+$ALL 及 Ph 样 ALL 需要联合靶向药物治疗。化疗的总疗程为 2~2.5 年。

治疗 *

	I 级推荐	II 级推荐	III 级推荐
ALL 低 / 中危组	按危险程度分层化疗		
ALL 高危组	按危险程度分层化疗 可在巩固治疗后行异基因造血干细胞移植治疗	参加临床试验，如： ① B-ALL：贝林妥欧、CAR-T、硼替佐米、单抗等 ② T-ALL：奈拉宾、硼替佐米	
Ph⁺ALL 或 Ph 样 ALL	化疗联合 TKI 靶向治疗		
造血干细胞移植	①具有高危遗传学因素 ②治疗反应不好，如早期强化结束后骨髓 MRD $\geqslant 1 \times 10^{-2}$；高危组患者巩固治疗前骨髓 MRD $\geqslant 1 \times 10^{-4}$		

*. 诊疗方案出自《儿童急性淋巴细胞白血病诊疗规范（2018 年版）》及 CCCG 2015-ALL 诊疗方案。

儿童急性淋巴细胞白血病

儿童初治 ALL 化疗流程

（《儿童急性淋巴细胞白血病诊疗规范（2018 年版）》、CCCG 2015-ALL 诊疗方案）

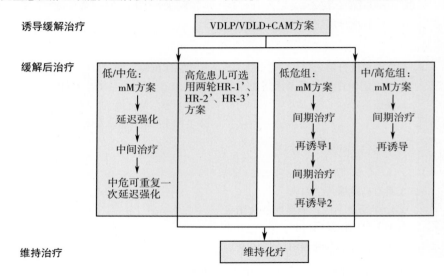

治疗反应的评估

定义	标准
完全缓解（CR）	①外周血无幼稚细胞，Hb>90g/L，ANC>1.0×10^9/L，PLT>100×10^9/L ②骨髓三系造血恢复，原始幼稚细胞<5% ③临床和影像学评估无白血病浸润的证据，脑脊液中无白血病细胞 ④之前存在的纵隔肿块在诱导治疗结束后必须至少减少到最初肿瘤体积的1/3及以下
CR伴血细胞不完全恢复	除ANC<1.0×10^9/L和/或PLT<100×10^9/L，其他满足上述CR的标准
难治	诱导缓解治疗结束未能达CR
复发	已取得CR后再次出现骨髓原始幼稚细胞≥20%，或有证据表明髓外白血病细胞浸润（注：见复发ALL）

儿童急性淋巴细胞白血病

治疗反应的骨髓评估标准

骨髓细胞学	M1	骨髓涂片幼稚淋巴细胞<5%
	M2	5%≤骨髓涂片幼稚淋巴细胞<20%
	M3	骨髓涂片幼稚淋巴细胞≥20%
骨髓 MRD	阴性为：流式 MRD<0.01%	

【注释】

常用方案

【方案 1】《儿童急性淋巴细胞白血病诊疗规范（2018 年版）》[3]

1. 诱导治疗

VDLP/VDLD，根据危险程度不同接受 1~2 个疗程 CAM 方案。

VDLP/VDLD 诱导方案

药物	给药计划	注意事项
激素	泼尼松（PDN）45~60mg/（m^2·d），口服，d1~7，为泼尼松试验，可从足量的 25% 用起，根据临床反应逐渐加至足量（7 天内累积剂量>210mg/m^2）；d8~28 继续 PDN 或地塞米松（Dex）6~8mg/（m^2·d），d29~35 减停	肿瘤负荷大的患者 PDN 起始剂量可 0.2~0.5mg/（kg·d），以免发生肿瘤溶解综合征；d8 外周血幼稚细胞>1.0×10^9/L 为 PDN 不敏感
长春新碱（VCR）	1.5mg/（m^2·次），静脉缓慢推注，每周 1 次，共 4 次	每次最大量不超过 2mg；无 VCR 可用长春地辛（VDS）3mg/（m^2·次）替代
柔红霉素（DNR）	30mg/（m^2·次），静脉滴注，每周 1 次，共 2~4 次	注意心脏相关评估和不良反应
左旋天冬酰胺酶（L-asp）	5 000~10 000U/（m^2·次），静脉滴注，隔日 1 次，共 8~10 次	或培门冬酶（PEG-Asp）2 000~2 500U/（m^2·次），2 次（间隔 2 周），肌内注射，每次最大量不超过 3 750U
鞘内注射	甲氨蝶呤（MTX）+阿糖胞苷（Arac）+Dex 三联鞘内注射（TIT）2~5 次	根据年龄调整剂量

骨髓评估时间点：d15~19、d33~45

CAM 方案

药物	给药计划	注意事项
环磷酰胺（CTX）	750~1 000mg/（$m^2 \cdot d$），静脉滴注，1 次	水化碱化、美司钠预防出血性膀胱炎
Ara-C	75~100mg/（$m^2 \cdot$ 次），7~8 天，静脉滴注或皮下注射，每天 1~2 次（如每天 1 次，Ara-C 可每周 5 天，连续两周共 10 天）	
6- 巯基嘌呤（6-MP）	50~75mg/（$m^2 \cdot d$），7~14 天，睡前空腹口服	
或加 PEG-Asp	2 000~2 500U/（$m^2 \cdot d$），d2，1 次，肌内注射	每次最大量不超过 3 750U
TIT	1~2 次	根据年龄调整剂量

2. 缓解后巩固治疗

低中危应用 mM 方案，高危可选用两轮 HR-1'、HR-2'、HR-3' 方案。

mM 方案

药物	给药计划	注意事项
大剂量甲氨蝶呤（HD-MTX）	2~5g/（m^2·次），每两周 1 次，共 4 次	水化碱化
6-MP	25mg/（m^2·d），不超过 56 天	根据 WBC 调整剂量
四氢叶酸钙（CF）	15mg/（m^2·次），6 小时 1 次，3~8 次	根据 MTX 血药浓度调整剂量
TIT	使用 HD-MTX 当天	根据年龄调整剂量

儿童急性淋巴细胞白血病

HR-1' 方案

药物	给药计划	注意事项
Dex	20mg/（m² · d），口服或静脉滴注，d1~5	
VCR	1.5mg/（m² · 次），静推，d1、d6	每次最大量不超过 2mg； 无 VCR 可用长春地辛（VDS） 3mg/（m² · 次）替代
HD-MTX	5g/（m² · 次），静脉滴注，d1	水化碱化
CF	15mg/（m² · 次），6 小时 1 次，3~8 次	根据 MTX 血药浓度调整剂量
CTX	200mg/（m² · 次），12 小时 1 次，静脉滴注， d2~4，共 5 次，HD-MTX 结束后 7 小时开始	水化碱化、美司钠预防出血性膀胱炎
Ara-C	2 000mg/（m² · 次），12 小时 1 次，d5，共 2 次	同时维生素 B₆ 150mg/（m² · 次）， 静脉滴注或口服，12 小时 1 次，d5
PEG-Asp	2 500U/（m² · 次），肌内注射，d6	每次最大量不超过 3 750U
TIT	使用 HD-MTX 当天	根据年龄调整剂量

HR-2' 方案

药物	给药计划	注意事项
Dex	20mg/（m² · d），口服或静脉滴注，d1~5	
VDS	3mg/（m² · 次），静脉注射，d1、d6	
HD-MTX	5g/（m² · 次），静脉滴注，d1	水化碱化
CF	15mg/（m² · 次），6 小时 1 次，3~8 次	根据 MTX 血药浓度调整剂量
异环磷酰胺（IFO）	800mg/（m² · 次），静脉滴注，12 小时 1 次，d2~4，共 5 次，HD-MTX 结束后 7 小时开始	水化碱化、美司钠预防出血性膀胱炎
DNR	30mg/（m² · 次），静脉滴注，d5	
PEG-Asp	2 500U/（m² · 次），肌内注射，d6	每次最大量不超过 3 750U
TIT	使用 HD-MTX 当天	根据年龄调整剂量

儿童急性淋巴细胞白血病

HR-3' 方案

药物	给药计划	注意事项
Dex	20mg/（m² · d），口服或静脉滴注，d1~5	
Ara-C	2 000mg/（m² · 次），静脉滴注，12 小时 1 次，d1、d2	维生素 B₆ 150mg/（m² · 次），静脉滴注或口服，12 小时 1 次，d5
依托泊苷（VP-16）	100mg/（m² · 次），静脉滴注，12 小时 1 次，d3~5，共 5 次	
PEG-Asp	2 500U/（m² · 次），肌内注射，d6	每次最大量不超过 3 750U
TIT	d5	根据年龄调整剂量

3. 延迟强化治疗

VDLP/VDLD+CAM 方案。

VDLD/VDLA 方案

药物	给药计划	注意事项
VCR	1.5mg/（m^2·次），每周 1 次，共 3~4 次	每次最大量不超过 2mg；无 VCR 可用 VDS 3mg/（m^2·次）替代
Dex	8~10mg/（m^2·d），d1~7，d15~21，口服	
L-asp	6 000~10 000U/（m^2·次），静脉滴注，共 4~10 次	或 PEG-Asp 2 000~2 500U/（m^2·次），2 周 1 次，共 2 次，肌内注射，最大剂量同前
DNR 或阿霉素（ADR）	25~30mg/（m^2·次），每周 1 次，静脉滴注，共 2~4 次	VDLD 方案
Ara-C	2 000mg/（m^2·次），静脉滴注，12 小时 1 次，d1~2，共 4 次	VDLA 方案

CAM 方案

药物	给药计划	注意事项
CTX	750~1 000mg/（m^2·d），静脉滴注，1 次	水化碱化、美司钠预防出血性膀胱炎
Ara-C	75~100mg/（m^2·次），7~8 天，静脉滴注或皮下注射，每天 1~2 次（如每天 1 次，Ara-C 可每周 5 天，连续两周共 10 天）	
6-MP	50~75mg/（m^2·d），7~14 天，睡前空腹口服	
或加用：PEG-Asp	2 000~2 500U/（m^2·d），d2，1 次，肌内注射	每次最大量不超过 3 750U
TIT	1 次	根据年龄调整剂量

4. 继续治疗

中间治疗：低危及中危组可选择以下两个方案进行。中危组在继续治疗/中间治疗后再重复一次延迟强化化疗。

（1）**6-MP+MTX 方案**：6-MP 50mg/（$m^2 \cdot d$），持续睡前空腹口服；MTX 15~30mg/（$m^2 \cdot$ 次），每周 1 次，口服或肌内注射；共 8 周。

（2）**6-MP+MTX+VCR+Dex+DNR+PEG-Asp**。

药物	给药计划	注意事项
VCR	1.5mg/（$m^2 \cdot$ 次），每 3 周 1 次，共 3~5 次	每次最大量不超过 2mg；无 VCR 可用 VDS 3mg/（$m^2 \cdot$ 次）替代
Dex	8~10mg/（$m^2 \cdot d$），每 3 周用 5 天，口服	与 VCR 同一天开始
PEG-Asp	2 000~2 500U/（$m^2 \cdot$ 次），每 3 周 1 次，共 4~5 次，肌内注射	VCR 后 2~3 天；低危组不用
DNR	25~30mg/（$m^2 \cdot$ 次），每 3 周 1 次，静脉滴注，共 2~4 次	与 VCR 同一天；低危组不用
6-MP	25~50mg/（$m^2 \cdot d$），睡前空腹口服，共 16 周	根据 WBC 调整剂量
MTX	25mg/（$m^2 \cdot d$），每周一次	用 VCR+Dex 当周不用
TIT	3~5 次	与 VCR 同一天

儿童急性淋巴细胞白血病

5. 维持治疗

可选择以下任一方案：

（1）**6-MP+MTX 方案**：6-MP 50mg/（m² · d），持续睡前空腹口服；MTX 15~30mg/（m² · 次），每周 1 次，口服，持续至终止治疗，根据白细胞调整药物剂量。

（2）**6-MP+MTX/VD 方案**：

6-MP+MTX 方案期间每 4~8 周插入 VD：VCR 1.5mg/（m² · 次），1 次，静脉注射，每次最大量不超过 2mg；Dex 6~8mg/（m² · d），d1~7，口服。

6. CNSL 的防治

初诊未合并 CNSL 的患儿在进行全身化疗的同时，采用三联鞘内注射预防 CNSL。CNS2 者在诱导早期增加 1~2 次腰穿及鞘内注射至少 17~26 次，根据危险度分组予以鞘内注射。

初诊时合并 CNSL 患儿在进行全身化疗的同时，采用三联鞘内注射，诱导治疗期间每周一次直至脑脊液肿瘤细胞消失，之后在不同治疗阶段继续鞘内注射。如果治疗反应良好，可不予以放疗。如需放疗，可在完成延迟强化治疗后维持治疗前进行；<2 岁不建议放疗，年龄 ≥ 2 岁剂量为 12~18Gy。

三联鞘内注射剂量

年龄 / 个月	MTX/mg	Ara-C/mg	Dex/mg
<12	6	12	2
12~24	8	24	2.5
>24~36	10	30	3
>36	12	36	4

7. 睾丸白血病治疗

初诊时合并的睾丸白血病可以不放疗，如果在巩固化疗结束后超声检查仍有病灶者进行活检，若确定有白血病细胞残留者需睾丸放疗。全身化疗骨髓缓解的患者出现睾丸白血病复发，也需放疗，一般做双侧睾丸放疗，剂量为18~24Gy，在全身强化疗结束后维持治疗前进行。

【方案 2】多中心 CCCG ALL 2015 诊疗方案 [4]

1. 诱导缓解治疗

药物	分组	给药计划	注意事项
Dex（窗口期）	各组	6mg/（$m^2 \cdot d$），分两次口服或静脉滴注，d1~4；WBC ≥ 50×10^9/L 者，增加 d0 3mg/（$m^2 \cdot d$）	d5 查外周血幼稚细胞
PDN	非 T-ALL	45mg/（$m^2 \cdot d$），口服，d5~28，d29~35 减停	
	T-ALL	60mg/（$m^2 \cdot d$），口服，d5~28，d29~35 减停	
VCR	各组	1.5mg/（$m^2 \cdot$ 次），静脉缓慢推注，d5、d12、d19、d26	最大量 2mg

诱导缓解治疗（续）

药物	分组	给药计划	注意事项
DNR	各组	25mg/（m^2·次），静滴，d5、d12	*ETV6-RUNX1* 阳性和非高二倍体患者，d12 WBC<1.0×10^9/L 或 ANC<0.3×10^9/L，第二剂 DNR 推迟，若 d19 仍低于此值，第二剂 DNR 可免去；其他患者第二剂 DNR 最迟在 +d19 使用
PEG-Asp[*]	低危组	2 000U/（m^2·次），d6，肌内注射	d19 MRD>1% 加用 1 次同剂量 PEG-Asp，每次最大量不超过 3 750U
	中/高危组	2 000U/（m^2·次），d6、d26，肌内注射	每次最大量不超过 3 750U

儿童急性淋巴细胞白血病

诱导缓解治疗（续）

药物	分组	给药计划	注意事项
TIT	低危组	d5、d19	CNS2 或首次腰穿损伤加 d8、d12、d15
	中危组	d5、d12、d19	T-ALL、CNS2、CNS3 或首次腰穿损伤加 d8、d15
	高危组	d5、d8、d12、d15、d19	
CTX	各组	1 000mg/（$m^2 \cdot d$），静脉滴注，d29	WBC>4.0×10^9/L 且 ANC>1.0×10^9/L 可提前到 d27；WBC<2.0×10^9/L 或 ANC<0.8×10^9/L 者可以延迟到 d33；若 d33 仍低于此值，可将 6-MP 和 Ara-C 减半
Ara-C		50mg/（$m^2 \cdot$ 次），皮下注射，12 小时一次，d29~35	
6-MP		60mg/（$m^2 \cdot$ 次），每晚一次，d29~35	
TIT		d29	

药物	分组	给药计划	注意事项
VCR	第19天 MRD≥1% 或 T-ALL	1.5mg/（m²·次），静脉缓慢推注，d50、d57	上次 CAM 结束至少2周，若 WBC<2.0×10⁹/L 或 ANC< 0.8×10⁹/L 或 PLT<80×10⁹/L 可以延迟1周，若1周后仍然低于此值 6-MP 和 Ara-C 减半，PEG-Asp 每次最大量不超过 3 750U
PEG-Asp		2 000U/（m²·次），肌内注射，d50	
CTX		1 000mg/（m²·d），静脉滴注，d50	
Ara-C		50mg/（m²·次），皮下注射，12小时一次，d50~56	
6-MP		60mg/（m²·次），每晚一次，d50~56	
TIT		d50	根据年龄调整剂量

①骨髓评估时间点：d19、d46。

②d19 骨髓 MRD≥1% 者为早期治疗反应不佳。

③d46 骨髓评估须在 CAT 后且符合以下所有条件时：$WBC \geqslant 1.5 \times 10^9/L$，$ANC \geqslant 0.3 \times 10^9/L$，$PLT \geqslant 50 \times 10^9/L$，以 CAT 开始后21天为标准时间，最长可延迟10天。

注：每一次 PEG-Asp 2 000U/m² 可用欧文菌 Asp 10 000U/m² 或大肠杆菌 Asp 6 000U/m² 每周3次 ×2周替换。

儿童急性淋巴细胞白血病

2. 巩固治疗

药物		给药计划	注意事项
HD-MTX	低危组	3g/（m² · 次），每两周 1 次，共 4 次	①d0 开始水化：3 000ml/（m² · d）共 4 天
	中 / 高危组	5g/（m² · 次），每两周 1 次，共 4 次	②d1 以 1/10 总量 MTX 0.5 小时内滴注；余量 23.5 小时内均匀滴注
6-MP	各组	25mg/（m² · d），56 天	③碱化尿液：d1 开始 5% 碳酸氢钠；5ml/kg 连用 3 天，维持尿 pH 在 7~8
CF	各组	15mg/（m² · 次），MTX 开始 42 小时起 6 小时 1 次，3 次	④44 小时监测 MTX 浓度
TIT	各组	使用 HD-MTX 当天	根据年龄调整剂量

MTX 剂量调整：

1）HD-MTX 前应检查内生肌酐清除率和 / 或肾图以了解患儿的确切肾功能，肾功能不全者 MTX 起始剂量根据内生肌酐清除率（CCr）调整

校正 CCr/（ml·min^{-1}）	剂量 /%
70~85	80
55~70	70
40~55	50
20~40	40

2）后续疗程的剂量根据上一疗程 44 小时 MTX 浓度的监测结果加以调整：0.5~1mol/L 维持原剂量不变；<0.5mol/L，剂量增加 20%（低危组不超过 3g/m^2，中高危组不超过 5g/m^2）；>1mol/L，剂量再减少 20%。

3）ANC<0.3×10^9/L 或 WBC<1×10^9/L 或 PLT<50×10^9/L 或 ALT>正常值 5 倍或 TBIL>34mol/L，DBIL>24mol/L 或有黏膜炎 HD-MTX 治疗须推迟。

4）CF 四氢叶酸解救：根据 MTX 浓度调整解救剂量如下表。

[MTX] μmol/L（44~48 小时）	[MTX] μmol/L（68~72 小时）	CF（单次剂量）
≤ 1.0	检测低限 ≤ [MTX] ≤ 0.4	$15mg/m^2$
1.0 < [MTX] ≤ 2.0	0.4 < [MTX] ≤ 0.5	$30mg/m^2$
2.0 < [MTX] ≤ 3.0	0.5 < [MTX] ≤ 0.6	$45mg/m^2$
3.0 < [MTX] ≤ 4.0	0.6 < [MTX] ≤ 0.8	$60mg/m^2$
4.0 < [MTX] ≤ 5.0	0.7 < [MTX] ≤ 1.0	$75mg/m^2$
5.0 < [MTX] ≤ 6.0	0.8 < [MTX] ≤ 1.5	$90mg/m^2$
6.0 < [MTX] ≤ 7.0	1.0 < [MTX] ≤ 2.0	$100mg/m^2$
7.0 < [MTX] ≤ 8.0	1.5 < [MTX] ≤ 3.0	$120mg/m^2$
8.0 < [MTX] ≤ 9.0	2.0 < [MTX] ≤ 4.0	$140mg/m^2$
9.0 < [MTX] ≤ 10	3.0 < [MTX] ≤ 5.0	$160mg/m^2$
> 10	> 5	$200mg/m^2$ + 血液透析
每 24 小时复查至小于检测低限停止解救		

5）既往有 MTX 所致明显黏膜炎或任何原因的回盲部炎症者解救 5 次，36 小时前出现明显毒性反应者，解救可以提前到 36 小时。

6）MTX 第二天监测血 Cr，异常者应增加解救次数到 MTX 浓度<0.1μmol/L（或实验室最低检测限），并继续每天监测血 Cr 直到正常。

7）期间监测血常规 ANC<0.5×10^9/L 或 WBC<1.5×10^9/L 或 PLT<50×10^9/L 停用 6-MP。

8）44 小时 MTX 浓度为 1~5μmol/L 者，下次 MTX 基准剂量减少 20%；5.0μmol/L≤44 小时 MTX 浓度≤10μmol/L 者，下次 MTX 基准剂量减少 40%，44 小时 MTX 浓度>10μmol/L 者，下次 MTX 基准剂量减少 60%；并在下次 HD-MTX 必须重新检查 CCr，如果 CCr 异常，再在基准剂量基础上按方案中规定的比例进一步减量。若下一次 44 小时 MTX 浓度小于最低检测限度可以在后续计划疗程中增加 20%。

3. 间期和再诱导治疗

周数	低危组	中 / 高危组
1	6-MP+Dex+VCR+TIT： 6-MP 50mg/（m^2·d），夜间口服，d1~7 Dex 8mg/（m^2·d），分两次口服，d1~7 VCR 1.5mg/（m^2·d），最大 2mg，d1 TIT d1	Dex+DNR+VCR+6-MP+PEG-Asp+TIT： Dex 12mg/（m^2·d），分两次口服，d1~7 DNR 25mg/（m^2·d），静脉滴注，d1 6-MP 25mg/（m^2·d），夜间口服，d1~7 PEG-Asp：2 000U/（m^2·d），肌内注射，d3 余用法同低危组
2	6-MP+MTX： 6-MP 50mg/（m^2·d），夜间口服，d1~7 MTX 25mg/（m^2·d），口服，d1	6-MP： 6-MP 25mg/（m^2·d），夜间口服，d1~7
3	同第 2 周	同第 2 周
4	同第 1 周	同第 1 周
5~6	均同第 2 周	均同第 2 周
7	再诱导 1	同第 1 周

间期和再诱导治疗（续）

周数	低危组	中/高危组
8	再诱导 1	同第 2 周
9	再诱导 1	同第 2 周
10	同第 2 周	同第 1 周
11~12	同第 2 周	同第 2 周
13	同第 1 周	同第 1 周
14~16	同第 2 周	同第 2 周
17~19	再诱导 2	再诱导

儿童急性淋巴细胞白血病

1）ANC$<0.5 \times 10^9$/L 或 WBC$<2 \times 10^9$/L 或 PLT$<50 \times 10^9$/L，停用 6-MP、MTX 及 DNR。

2）PEG-Asp 可用普通大肠杆菌 Asp 20 000U/m^2 每周一次共 3 周，或欧文菌 Asp 20 000U/m^2 每周 2 次连用 3 周代替。

3）Dex 开始后一周 WBC 和 ANC 不能比 Dex 前增一倍者 6-MP 及 MTX 剂量减 30%~50%；Dex 开始后一周 WBC 和 ANC 小于或等于 Dex 起始时数值并 WBC$<4.0 \times 10^9$/L 或 ANC$<1.0 \times 10^9$/L 者停用 6-MP 和 MTX ≥ 一周直到 WBC$\geq 2.0 \times 10^9$/L 且 ANC$\geq 0.5 \times 10^9$/L，后续 6-MP 及 MTX 剂量减 30%。若每一轮治疗的最后一周 WBC$\geq \times 10^9$/L 且 ANC$\geq 1.2 \times 10^9$/L，下一轮 6-MP 或 MTX 加量 25%。

4）低危组再诱导 1 和 2 化疗方案

药物	给药计划	注意事项
VCR	1.5mg/（m^2·次），每周 1 次，d1、d8、d15	每次最大量不超过 2mg；无 VCR 可用 VDS 3mg/（m^2·次）替代
Dex	8mg/（m^2·d），d1~7，d15~21，分两次口服	
L-Asp	6 000U/（m^2·次），静脉滴注，d3 开始隔日 1 次，共 10 次	或用 PEG-Asp 2 000U/m^2，肌内注射，1 次，d3，最大剂量同前
DNR	25g/（m^2·次），静脉滴注，d1	仅在再诱导 1 中使用
TIT	d1	

5）中 / 高危组再诱导化疗方案

药物	给药计划	注意事项
VCR	1.5mg/（m^2·次），每周 1 次，d1、d8、d15	每次最大量不超过 2mg；无 VCR 可用 VDS 3mg/（m^2·次）替代
Dex	8mg/（m^2·d），d1~7，d15~21，分两次口服	
PEG-Asp	2 000U/m^2，肌内注射，1 次，d3	最大剂量同前
Ara-C	2g/（m^2·次），12 小时 1 次，d1、d2	
TIT	d1	

4. 维持治疗

周数	低危组	中 / 高危组
1	6-MP+MTX： 6-MP 50mg/（m² · d），睡前空腹口服，d1~7 MTX 25mg/（m² · d），口服，d8	6-MP+MTX： 剂量及用法同低危组
2	同第一周	6-MP+MTX
3	同第一周	CTX+VCR+AraC+Dex+TIT： CTX 300mg/m²，静脉滴注，d1 VCR 1.5mg/m²（最大 2mg），静脉推注，d1 Dex 8mg/（m² · d），分两次口服，d1~7 Ara-C 300mg/m²，d1 TIT d1
4	6-MP+Dex+VCR+TIT 剂量及用法同间期治疗	休疗一周

维持治疗（续）

周数	低危组	中 / 高危组
重复 5 次，低危组第 5 次重复时不做 TIT		
1~7	6-MP+MTX，剂量及用法同前	1~6 周同低危组； 7 周加强治疗：CTX+Ara-C+TIT（剂量及用法同前）
8	6-MP+MTX，剂量及用法同前，Ph⁺ALL 患儿加用 VCR 及 Dex	休疗 1 周
重复共 7 次		

1）维持治疗期间应根据血象使调整剂量使 WBC 维持在（1.8~3.0）× 10^9/L，ANC 为（0.5~1.2）× 10^9/L（地塞米松后的 1 周内例外），PLT ≥ 50 × 10^9/L。当 WBC<2.0 × 10^9/L 或 ANC< 0.5 × 10^9/L 或 PLT<50 × 10^9/L，则先停药 1 周后复查，直至血象许可再继续维持治疗，且剂量减少 30%；WBC>4.0 × 10^9/L（或 ANC>1.5 × 10^9/L）而且 6-MP 漏服<25%，则增加剂量 30%。WBC ≥ 2.0 × 10^9/L（或 ANC ≥ 0.5 × 10^9/L）且 PLT ≥ 50 × 10^9/L 时可以继续给全剂量。

2）维持治疗中如患者情况较好，地塞米松和长春新碱的剂量不受血象影响。若地塞米松开始后 1 周 WBC 和 ANC 不能比使用地塞米松前增一倍者 6-MP 及 MTX 剂量减 30%~50%；地塞米松开始后 1 周 WBC 和 ANC ≤ 地塞米松起始时数值并 WBC<4.0×10^9/L 或 ANC<1.0×10^9/L 者停用 6-MP 和 MTX ≥ 1 周直到 WBC ≥ 2.0×10^9/L 且 ANC ≥ 0.5×10^9/L，后续 6-MP 及 MTX 剂量减 30%。

3）维持治疗期间定期每周复查血象 1~2 次，剂量确定后每 1~2 周查血象 1 次。维持治疗期间每个月复查 1 次肝、肾功能（包括 ALT、ALB、T/DBIL、BUN、Cr）。

5. 初发 CNSL

按治疗计划给予三联鞘内注射。连续 3 次脑脊液中幼稚细胞未消失者或 VDLP 诱导缓解结束后中枢神经系统受累的影像学证据未完全消失者为耐药性 CNSL（并不多见）。对于耐药性 CNSL 可在再诱导 2 后且年龄>3 岁后应进行 18Gy 的颅脑放疗。放疗前至少停用巯基嘌呤类和 MTX 一周以上，放疗期间的维持治疗由地塞米松（$8mg/m^2$，d1~7，d15~21）+ VCR（$2mg/m^2$，d1、d8、d15）替换。

三联鞘内注射剂量

年龄 / 个月	MTX/mg	Ara-C/mg	Dex/mg
<12	6	15	2.5
12~<36	9	25	2.5
≥ 36	12.5	35	5

参考文献

[1] RELLING M, SCHWAB M, WHIRL-CARRILLO M, et al. Clinical Pharmacogenetics Implementation Consortium (CPIC) guideline for thiopurine dosing based on TPMT and NUDT15 genotypes: 2018 update. Clin Pharmacol Ther, 2019, 105 (5): 1095-1105.

[2] ARBER DA, ORAZI A, HASSERJIAN R, et al. The 2016 revision to the World Health Organization classification of myeloid neoplasms and acute leukemia. Blood, 2016, 127 (20): 2391-2405.

[3] 中华人民共和国国家卫生健康委员会. 儿童急性淋巴细胞白血病诊疗规范 (2018 年版). 2018.

[4] SHEN S, CHEN X, CAI J, et al. Effect of dasatinib vs imatinib in the treatment of pediatric philadelphia chromosome-positive acute lymphoblastic leukemia: a randomized clinical trial. JAMA Oncol, 2020, 6 (3): 358-366.

[5] JEHA S, PEI D, CHOI J, et al. Improved CNS control of childhood acute lymphoblastic leukemia without cranial irradiation: st jude total therapy study 16. J Clin Oncol, 2019, 37 (35): 3377-3391.

[6] HUNGER SP, LU X, DEVIDAS M, et al. Improved survival for children and adolescents with acute lymphoblastic leukemia between 1990 and 2005: A report from the children's oncology group. J Clin Oncol, 2012, 30 (14): 1663-1669.

[7] PIETERS R, DE GROOT KRUSEMAN H, VAN DER VELDEN V, et al. Successful therapy reduction and intensification for childhood acute lymphoblastic leukemia based on minimal residual disease monitoring: Study all10 from the dutch childhood oncology group. J Clin Oncol, 2016, 34 (22): 2591-2601.

[8] VROOMAN LM, BLONQUIST TM, HARRIS MH, et al. Refining risk classification in childhood B acute lymphoblastic leukemia: Results of DFCI ALL Consortium Protocol 05-001. Blood Adv, 2018, 2 (12): 1449-1458.

[9] VORA A, GOULDEN N, MITCHELL C, et al. Augmented post-remission therapy for a minimal residual disease-defined high-risk subgroup of children and young people with clinical standard-risk and intermediate-risk acute lymphoblastic leukaemia (UKALL 2003): A randomised controlled trial. Lancet Oncol, 2014, 15 (8): 809-818.

[10] PUI CH, YANG JJ, HUNGER SP, et al. Childhood acute lymphoblastic leukemia: Progress through collaboration. J Clin Oncol, 2015, 33 (27): 2938-2948.

[11] BROWN P, INABA H, ANNESLEY C, et al. Pediatric acute lymphoblastic leukemia, version 2. 2020, NCCN Clinical Practice Guidelines in Oncology. J Natl Compr Canc Netw, 2020, 18 (1): 81-112.

三、儿童复发 / 难治急性淋巴细胞白血病

1. 治疗前评估

	I级推荐	II级推荐	III级推荐
病史与体格检查	完整病史采集： 主诉，现病史，既往史，家族史，生长发育史，疫苗接种史 体格检查： 生命体征测量，全身浅表淋巴结、肝脾、腹部体征、专科查体		
实验室检查	血常规，血型，CRP，生化全项，凝血五项，免疫功能（体液免疫＋细胞免疫），病毒学指标（乙肝、戊肝、梅毒、艾滋病病毒、EB病毒、CMV、TORCH抗体），尿便常规		
结核筛查	PPD皮试	T-Spot试验 胸部CT平扫	
影像学检查	心电图、心脏彩超，胸部X线正位片，腹部超声（消化道、泌尿系＋生殖系）		

治疗前评估（续）

	Ⅰ级推荐	Ⅱ级推荐	Ⅲ级推荐
骨髓检查	骨髓涂片，白血病免疫分型、骨髓染色体核型分析、FISH方法、融合基因定量RT-PCR、白血病突变基因RNA Sequencing	血液肿瘤NGS（全外显子+转录组）（2A类）	
中枢神经系统	头颅和全脊柱MR平扫+增强，脑脊液常规、生化、找肿瘤细胞	脑脊液白血病免疫分型（2A类）	
药物代谢基因检测		地塞米松基因、巯嘌呤基因、甲氨蝶呤基因（2A类）	
药物敏感试验			高通量药物敏感试验检测（2B类）

注：免疫分型的分子标记如下

① B系：CD10、CD19、TdT、cyμ、sIgM、CD20、cyCD22、CD22、cyCD79a。

② T系：CD1a、CD2、CD3、CD4、CD5、CD7、CD8、TCRαβ、TCRγδ、cyCD3。

③髓系：CD11b、CD13、CD14、CD15、CD33、CD41、CD61、CD64、CD65、CD71、GPA、cyMPO。

④其他：CD34、HLA-DR、CD117、CD45。

2. 诊断

2.1 儿童复发急性淋巴细胞白血病

2.1.1 根据复发部位，有以下几种。

（1）单独骨髓复发：符合以下任意一项且其他部位无白血病浸润证据：患儿骨髓中原始/幼稚淋巴细胞>20%（形态或流式细胞学）；骨髓中原始/幼稚淋巴细胞为5%~20%（形态或流式细胞学）且伴有分子生物学转阳证据；骨髓中原始/幼稚淋巴细胞为5%~20%（形态或流式细胞学）但无分子生物学转阳证据，需至少2次结果，2次结果应间隔10~14天且非同一实验室检测。

（2）单独髓外复发：中枢神经系统和/或睾丸复发，同时骨髓无复发证据。

（3）联合复发：中枢神经系统和/或睾丸复发，同时骨髓复发。

2.1.2 中枢神经系统复发：脑脊液评估为CNS3或出现相应的临床体征，如面部神经麻痹、脑/眼浸润、下丘脑综合征等且无法用其他疾病解释者；如仅符合CNS2，且无临床体征，2~4周内再次评估，连续2次者也可诊断。（CNS状态分级参考"二、儿童急性淋巴细胞白血病"）

2.1.3 睾丸复发：如骨髓复发伴单侧或双侧睾丸肿大，质地变硬或呈结节状缺乏弹性感，透光试验阴性，超声检查睾丸呈非均质性浸润灶；如不伴随骨髓复发，则必须行睾丸活检来确诊。

2.2 难治急性淋巴细胞白血病[1]：诱导治疗结束后未达完全缓解（完全缓解定义参考"二、急性淋巴细胞白血病"）。

3. 危险分层标准

根据复发的时间、部位、幼稚细胞免疫分型进行评估。

根据德国 BFM 危险分层有 S1、S2、S3、S4[2]。基于 BFM 危险分层，英国 UKALL R3 危险度分组有低危、中危和高危[3]。

BFM 复发的时间

时间	距离初始诊断时间		距离完全治疗结束时间
晚			≥6 个月
早	≥18 个月	和	<6 个月
很早	<18 个月		

BFM 危险分层

	免疫分型：非 T			免疫分型：（pre-）T		
时间	单独髓外	骨髓 + 髓外	单独骨髓	单独髓外	骨髓 + 髓外	单独骨髓
很早	S2	S4	S4	S2	S4	S4
早	S2	S2	S3	S2	S4	S4
晚	S1	S2	S2	S1	S4	S4

4. 治疗

（1）儿童复发急性淋巴细胞白血病治疗计划：目前国际应用治疗儿童复发急性淋巴细胞白血病常用方案有 ALL-REZ BFM 2002、UKALL R3、COGAALL01P2、COGAALL07P1 等[4-6]。以上方案均可以选择，临床疗效相当。

ALL-REZ BFM 2002 方案的治疗流程

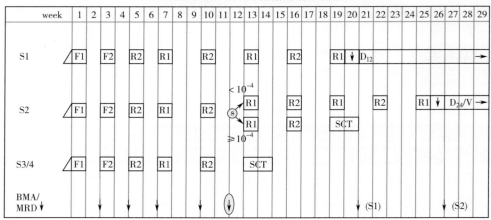

ALL-REZ BFM 2002 方案

ALL-REZ BFM 2002 方案	I 级推荐	II 级推荐	III 级推荐
S1（低危组）	诱导方案（Block F1 + Block F2） 巩固方案（R2+R1） 放疗 维持治疗（6-MP+MTX）（1A 类）		
S2（中危组） （第 12 周 MRD $<10^{-4}$）	诱导方案（Block F1 + Block F2） 巩固方案（R2-Block + R1-Block） 放疗 维持治疗（6-MP+MTX+VP16）（1A 类）		
S2（中危组） （第 12 周 MRD $\geqslant 10^{-4}$）	诱导方案（Block F1 + Block F2） 巩固方案（R2-Block + R1-Block） 造血干细胞移植（1A 类）	可选择参加正在进行的临床试验，如硼替佐米、贝林妥欧、CAR-T（2A 类）	
S3/S4（高危组）	诱导方案（Block F1 + Block F2） 巩固方案（R2+R1） 造血干细胞移植（1A 类）	可选择参加正在进行的临床试验，如硼替佐米、贝林妥欧、CAR-T 等[7-9]（2A 类）	

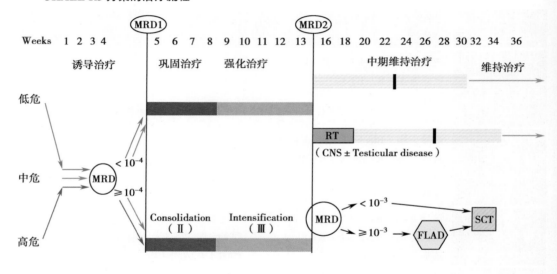

UKALL R3 方案的治疗流程

Weeks 1 2 3 4　　5 6 7 8　9 10 11 12 13　16 18 20 22 24 26 28 30 32 34 36

MRD1　　　　　　　　　MRD2

诱导治疗　　巩固治疗　强化治疗　　　中期维持治疗　　维持治疗

低危

中危　MRD　< 10^{-4}　≥ 10^{-4}

高危

Consolidation（Ⅱ）　Intensification（Ⅲ）

RT　（CNS ± Testicular disease）

MRD　< 10^{-3}　≥ 10^{-3}　FLAD　SCT

儿童复发／难治急性淋巴细胞白血病

56

UKALL R3 治疗方案

UKALL R3 方案	Ⅰ级推荐	Ⅱ级推荐	Ⅲ级推荐
低危组	诱导治疗 巩固治疗 强化治疗 中期维持治疗 维持治疗		
中危组	诱导治疗 巩固治疗 强化治疗 放疗 中期维持治疗 维持治疗		
高危组	诱导治疗 巩固治疗 强化治疗 FLAD 治疗 造血干细胞移植（1A 类）	可选择参加正在进行的临床试验，如硼替佐米、贝林妥欧、CAR-T 等[7-9]（2A 类）	

注：放疗的剂量取决于患者年龄和先前放疗剂量。

儿童复发／难治急性淋巴细胞白血病

CNSL 复发的放疗：CNS 复发的患儿需接受颅脑和上三个颈段的 18Gy 的放疗。如果之前的放疗剂量超过 18Gy（2 岁以下为 15Gy），则减少放疗剂量至 15Gy。如果首轮放疗的间期短于 24 个月且之前的放疗剂量超过 15Gy（2 岁以下为 12Gy），则减少放疗剂量至 15Gy。

睾丸白血病复发的放疗：双侧临床与活检均阳性者，一般作双侧睾丸放疗，剂量 20~24Gy；对于单侧受累临床与活检阳性，而对侧活检阴性者，可予病侧切除，对侧采用 15Gy 放疗；对于年龄较小的幼儿采用 15~18Gy。

（2）难治急性淋巴细胞白血病治疗：可选择参加正在进行的临床试验，如硼替佐米、贝林妥欧、CAR-T 等。

（3）常用化疗方案

ALL-REZ BFM 2002 化疗方案

药物	剂量和用法	应用时间
诱导方案 Block F1		
地塞米松	20mg/m², 持续静脉滴注	d1~5
长春新碱	1.5mg/m²（最大 2mg），静脉注射	d1、d6
甲氨蝶呤	1g/m², 持续静脉滴注，持续 36 小时	d1
培门冬酶	2 500U/m², 肌内注射	d4
三联鞘内注射	按年龄选择剂量，鞘内注射	d1

ALL-REZ BFM 2002 化疗方案（续）

药物	剂量和用法	应用时间
诱导方案 Block F2		
地塞米松	20mg/m^2，持续静脉滴注	d1~5
长春新碱	1.5mg/m^2（最大 2mg），静脉注射	d1
阿糖胞苷	3g/m^2，每 12 小时 1 次，持续静脉滴注，持续 3 小时	d1、d2
培门冬酶	2 500U/m^2，肌内注射（最大剂量 3 750U）	d4
三联鞘内注射	按年龄选择剂量，鞘内注射	d5
巩固方案 R2-Block		
地塞米松	20mg/m^2，持续静脉滴注	d1~5，d6 减半量
巯嘌呤	100mg/m^2，口服	d1~5
长春地辛	3mg/m^2，静脉注射	d1
甲氨蝶呤	1g/m^2，持续静脉滴注，持续 36 小时	d1
异环磷酰胺	400mg/m^2，持续静脉滴注，持续 1 小时	d1~5
柔红霉素	35mg/m^2，持续静脉滴注，持续 24 小时	d5
培门冬酶	2 500U/m^2，肌内注射	d6
三联鞘内注射	按年龄选择剂量，鞘内注射	d1

儿童复发／难治急性淋巴细胞白血病

ALL-REZ BFM 2002 化疗方案（续）

药物	剂量和用法	应用时间
巩固方案 R1-Block		
地塞米松	20mg/m^2，持续静脉滴注	d1~5，d6 减半量
巯嘌呤	100mg/m^2，口服	d1~5
长春新碱	1.5mg/m^2（最大 2mg），静脉注射	d1、d6
甲氨蝶呤	1g/m^2，持续静脉滴注，持续 36 小时	d1
阿糖胞苷	2g/m^2，每 12 小时 1 次，持续静脉滴注，持续 3 小时	d5
培门冬酶	2 500U/m^2，肌内注射	d6
三联鞘内注射	按年龄选择剂量，鞘内注射	d1
维持治疗（低危组）		
巯嘌呤	50mg/m^2，口服	每天 1 次，直至 1 年
甲氨蝶呤	20mg/m^2，口服	每周 1 次，直至 1 年
维持治疗（中危组）		
巯嘌呤	50mg/m^2，口服	每天 1 次，直至 2 年
甲氨蝶呤	20mg/m^2，口服	每周 1 次，直至 2 年
依托泊苷	50mg/m^2，口服	第 8 周起，每 8 周连续应用 10 天为一个疗程，共 4 个疗程

UKALL R3 治疗方案

药物	剂量和用法	应用时间
诱导治疗		
地塞米松	20mg/m^2，持续静脉滴注	d1~5
长春新碱	1.5mg/m^2（最大 2mg），静脉注射	d3、d10、d17、d24
米托蒽醌	10mg/m^2，持续静脉滴注	d1、d2
培门冬酶	2 500U/m^2，肌内注射	d3、d17
三联鞘内注射	按年龄选择剂量，鞘内注射	d1、d8
巩固治疗		
地塞米松	6mg/m^2，持续静脉滴注	d1~5
长春新碱	1.5mg/m^2（最大 2mg），静脉注射	d3
甲氨蝶呤	1g/m^2，持续静脉滴注，持续 36 小时	d8
培门冬酶	2 500U/m^2，肌内注射（最大剂量 3 750U）	d9
环磷酰胺	440mg/m^2，持续静脉滴注	d15~19
依托泊苷	100mg/m^2，持续静脉滴注	d15~19
三联鞘内注射	按年龄选择剂量，鞘内注射	d8

UKALL R3 治疗方案（续）

药物	剂量和用法	应用时间
强化治疗		
地塞米松	6mg/m^2，持续静脉滴注	d1~5
长春新碱	1.5mg/m^2（最大 2mg），静脉注射	d3
阿糖胞苷	3g/m^2，每 12 小时一次，持续静脉滴注	d1、d2、d8、d9
菊欧文天冬酰胺酶	10 000U/m^2，持续静脉滴注	d2、d4、d9、d11、d23
甲氨蝶呤	1g/m^2，持续静脉滴注，持续 36 小时	d22
三联鞘内注射	按年龄选择剂量，鞘内注射	d1、d22
中期维持治疗		
长春新碱	1.5mg/m^2（最大 2mg），静脉注射	d3、d38
地塞米松	6mg/m^2，口服	d1~5
甲氨蝶呤	25mg/m^2，（每 6 小时 1 次，共 4 次），口服	d22
四氢叶酸钙	10mg/m^2，1 天 2 次，口服	d24
巯嘌呤	75mg/m^2，口服	d1~42
甲氨蝶呤	20mg/m^2，口服	d10、d17、d31、d38
硫鸟嘌呤	40mg/m^2，口服	d43~49
环磷酰胺	300mg/m^2，持续静脉滴注	d43、d50

药物	剂量和用法	应用时间
依托泊苷	150mg/m^2，持续静脉滴注	d43、d50
阿糖胞苷	50mg/m^2，持续静脉滴注或皮下注射	d44~47，d51~53
三联鞘内注射	按年龄选择剂量，鞘内注射	d1、d42
维持治疗		
长春新碱	1.5mg/m^2（最大 2mg），静脉注射	d1、d29、d57
地塞米松	6mg/m^2，口服	d1~5，d29~33，d57~61
巯嘌呤	75mg/m^2，口服	d1~84
甲氨蝶呤	20mg/m^2，口服	d10、d17、d24、d31、d38、d45、d52、d59、d66、d73、d80
三联鞘内注射	按年龄选择剂量，鞘内注射	d15
FLAD 治疗		
氟达拉滨	25mg/m^2，持续静脉滴注	d1~5
阿糖胞苷	2g/m^2，持续静脉滴注	d1~5
柔红霉素	100mg/m^2，持续静脉滴注	d1
三联鞘内注射	按年龄选择剂量，鞘内注射	d1

硼替佐米联合治疗方案

药物	剂量和用法	应用时间
硼替佐米	1.3mg/m^2，静脉注射或皮下注射	d1、d4、d8、d11
长春新碱	1.5mg/m^2（最大 2mg），静脉注射	d1、d8、d15、d22
地塞米松	10mg/m^2，持续静脉滴注	d1~14
多柔比星	60mg/m^2，持续静脉滴注	d1
培门冬酶	2 500U/m^2，肌内注射（最大剂量同前）	d2、d8、d15、d22
三联鞘内注射	按年龄选择剂量，鞘内注射	d1、d15

儿童复发／难治急性淋巴细胞白血病

按年龄三联鞘内注射剂量

年龄 / 岁	MTX/mg	Ara-C/mg	Dex/mg
<1	6	12	2
1~<2	8	15	2
2~<3	10	25	5
≥3	12	30	4

贝林妥欧治疗方案

用法：$5\mu g/（m^2 \cdot d）\times 1$ 周，$15\mu g/（m^2 \cdot d）\times 3$ 周，持续静滴；输注 6~12 小时前，予地塞米松 $10mg/m^2$ 静脉输注（最大 20mg），输注 30 分钟前，予地塞米松 $5mg/m^2$ 静脉输注（最大 10mg）；对于高肿瘤负荷的患儿，应先予减瘤方案。

参考文献

［1］MENGXUAN S, FEN Z, RUNMING J. Novel treatments for pediatric relapsed or refractory acute B-cell lineage lymphoblastic leukemia: precision medicine era. Front Pediatr, 2022, 10: 923419.

［2］HUNGER SP, RAETZ EA. How I treat relapsed acute lymphoblastic leukemia in the pediatric population. Blood,

2020, 136 (16): 1803-1812.

［3］PARKER C, WATERS R, LEIGHTON C, et al. Effect of mitoxantrone on outcome of children with first relapse of acute lymphoblastic leukaemia (ALL R3): An open-label randomised trial. Lancet, 2010, 376 (9757): 2009-2017.

［4］ECKERT C, GROENEVELD-KRENTZ S, KIRSCHNER-SCHWABE R, et al. Improving stratification for children with late bone marrow B-cell acute lymphoblastic leukemia relapses with refined response classification and integration of genetics. J Clin Oncol, 2019, 37 (36): 3493-3506.

［5］PARKER C, KRISHNAN S, HAMADEH L, et al. Outcomes of patients with childhood B-cell precursor acute lymphoblastic leukaemia with late bone marrow relapses: Long-term follow-up of the ALLR3 open-label randomised trial. Lancet Haematol, 2019, 6 (4): e204-e216.

［6］BROWN P, INABA H, ANNESLEY C, et al. Pediatric acute lymphoblastic leukemia, version 2. 2020, NCCN clinical practice guidelines in oncology. J Natl Compr Canc Netw, 2020, 18 (1): 81-112.

［7］LOCATELLI F, ZUGMAIER G, RIZZARI C, et al. Effect of blinatumomab vs chemotherapy on event-free survival among children with high-risk first-relapse B-cell acute lymphoblastic leukemia: A randomized clinical trial. JAMA, 2021, 325 (9): 843-854.

［8］MESSINGER YH, GAYNON PS, SPOSTO R, et al. Bortezomib with chemotherapy is highly active in advanced B-precursor acute lymphoblastic leukemia: Therapeutic Advances in Childhood Leukemia&Lymphoma (TACL) Study. Blood, 2012, 120 (2): 285-290.

［9］MAHADEO KM, KHAZAL SJ, ABDEL-AZIM H, et al. Management guidelines for paediatric patients receiving chimeric antigen receptor T cell therapy. Nat Rev Clin Oncol, 2019, 16 (1): 45-63.

四、儿童 Ph 阳性急性淋巴细胞白血病

1. 治疗前评估

	I 级推荐	II 级推荐	III 级推荐
病史采集与体格检查	完整病史采集： 主诉，现病史，既往史，家族史，生长发育史，疫苗接种史 体格检查： 生命体征测量，全身浅表淋巴结、肝脾、腹部体征、专科查体		
实验室检查	血常规，CRP，生化全项，凝血五项，免疫功能（体液免疫＋细胞免疫），病毒学指标（乙肝、戊肝、梅毒、HIV、EB 病毒、CMV、TORCH 抗体），尿便常规		
影像学检查	心电图、心脏超声、睾丸超声、腹部超声		
骨髓检查	骨髓穿刺，骨髓细胞学检查，白血病免疫分型，微小残留标记筛选、骨髓染色体核型分析、FISH 方法、融合基因 RT-PCR	RNA 测序	
中枢神经系统	必要时头颅增强 CT 或增强磁共振		

2. 诊断

（1）实验室诊断

	I 级推荐	II 级推荐	III 级推荐
标本获取方式	骨髓穿刺		
细胞学	油镜下的细胞形态学检查、细胞化学染色检查：POX、糖原、非特异性酯酶		
免疫分型	至少应该包括以下抗原： ①B 系：CD10、CD19、TdT、cyμ、sIgM、CD20、cyCD22、CD22、cyCD79a ②T 系：CD1a、CD2、CD3、CD4、CD5、CD7、CD8、TCRαβ、TCRγδ、cyCD3 ③髓系：CD11b、CD13、CD14、CD15、CD33、CD41、CD61、CD64、CD65、CD71、GPA、cyMPO ④其他：CD34、HLA-DR、CD117、CD45		

实验室诊断（续）

	I 级推荐	II 级推荐	III 级推荐
微小残留	①微小残留流式细胞术标记筛选 ②微小残留流式细胞术监测	融合基因定量 *IgH/TCR* 重排定量 PCR	*IgH/TCR* 重排 NGS 定量
遗传学检查	①染色体核型分析：t（9；22）（q34；q11.2），Ph 染色体 ② FISH：*BCR*∷*ABL* 融合（区分 P190 和 P210） ③ RTPCR：*BCR*∷*ABL* 融合基因（区分 P190 和 P210）	RNA 测序	

（2）中枢神经系统白血病诊断标准：

1）CNS3：脑脊液 WBC ≥ 5 个 /μl，且标本离心发现幼稚淋巴细胞。

2）明确中枢神经系统受累症状和体征，如不能用其他原因解释的脑神经瘫痪。

3）有中枢神经系统浸润影像学证据。

CNS2：脑脊液 WBC<5 个 /μl，且可见幼稚细胞或脑脊液流式发现白血病细胞。

损伤性腰穿诊断标准：腰穿时肉眼可见血性脑脊液或脑脊液 RBC ≥ 10 个 /μl。

（3）睾丸侵犯的诊断：表现为单侧或双侧睾丸肿大；透光试验阴性；超声检查可发现睾丸浸润。

3. 危险分层标准

分层	定义
中危组	除外高危组的所有 Ph$^+$ALL
高危组	D46MRD ≥ 1%；中危患者间期维持治疗中及以后出现任意一次 MRD ≥ 0.01%，并经确认；D46 后任意一次 FISH 检查 *BCR*::*ABL1* 阳性；中危患者间期维持治疗中及以后 BCR::ABL1 定量阳性且间隔 2 周以上复查定量持续上升

4. 治疗

（1）儿童 Ph 阳性 ALL 治疗计划（CCCG-ALL2020）

儿童 Ph 阳性急性淋巴细胞白血病

CCCG-ALL2020 方案	Ⅰ级推荐	Ⅱ级推荐	Ⅲ级推荐
中危组	①所有病例一经确诊 Ph⁺ALL，即应给予达沙替尼治疗（1A 类） ②达沙替尼基础上联合化疗 诱导方案 Ⅰ（VDLP，CAT） 巩固方案 M（6-MP+HD-MTX×4） 再间期治疗（6-MP+VCR+Dex+PEG-ASP） 再诱导方案（HD-Ara-C+Dex+PEG-ASP） 维持治疗（Dex+VCR+CTX+Ara-C+6-MP+MTX） 总治疗时间为 2.5 年（1A 类）	*BCR∷ABL* 激酶区 T315I 突变可选择普纳替尼、奥雷巴替尼等Ⅲ代 TKI	
高危组	在中危组治疗基础上在巩固治疗后行异基因造血干细胞移植（1A 类）		CD19/CD22 CAR-T 治疗桥接造血干细胞移植
难治	CD19/CD22 CAR-T 治疗桥接造血干细胞移植		
髓外白血病防治	①初发 CNS2 和 CNS3 需要增加诱导化疗时的鞘注次数 ②达沙替尼联合化疗下可以很好预防髓外复发，不应该常规放疗预防或治疗髓外白血病		

（2）常用化疗方案（CCCG-ALL2020）

药物	剂量和用法	应用时间
窗口期 地塞米松 达沙替尼	6mg/m^2，口服 / 静脉注射	d1~4

一经确诊 Ph$^+$ALL，即使首次柔红霉素前，也应尽可能在第 3 天开始达沙替尼治疗，一直延续到所有维持治疗结束。达沙替尼给药时若 WBC ≥ 50 × 10^9/L，发生肿瘤溶解综合征的风险较大，应该严密监测。第 3 天 WBC ≥ 100 × 10^9/L 且比诊断时降低幅度<50% 者，第 3 天予长春新碱，第 4 天在拉布立海保护下开始达沙替尼及柔红霉素（若没有拉布立海，第一天的达沙替尼减半）。在诱导缓解期，除非感染未能有效控制或出现可能危及生命的并发症，尽量不停用达沙替尼。诱导缓解期血象异常不是停用达沙替尼的指征。达沙替尼用法：80mg/m^2，每日一次，不能耐受者可分两次口服。

诱导方案 I		
VDLP		
达沙替尼	80mg/m², 口服	从窗口期开始一直到全部化疗结束
泼尼松	60mg/m², 口服	d5~28 后 1 周内减停
长春新碱	1.5mg/m²（最大 2mg），静脉注射	d5、d112、d219、d26
柔红霉素	25mg/m² 静脉注射，大于 1 小时	d5、d12
培门冬酶	2 000U/m² 肌内注射（最大剂量 3 750U）	d6、d26
		d6、d12、d19（CNS3、CNS2 及 鞘注损伤加 d9、d15）
CAT	按年龄选择剂量鞘内注射	
达沙替尼	80mg/m²，口服	从窗口期开始一直到全部化疗结束
环磷酰胺	1 000mg/m²，静脉注射大于 1 小时	d29
美司钠	400mg/m²，静脉注射环磷酰胺	d29
阿糖胞苷	100mg/（m²·d），静脉注射	d29~35
巯嘌呤	60mg/m²，口服	d29~35
三联鞘内注射	按年龄选择剂量，鞘内注射	d1

年龄	MTX	Ara-C	DEX	NS
<12 个月	6mg	15mg	2.5mg	6ml
12~35 个月	9mg	25mg	2.5mg	6ml
≥36 个月	12.5mg	35mg	5.0mg	10ml

巩固方案

HDMTX		
达沙替尼	$5g/m^2$，持续静脉滴注 24 小时（1/10 前半小时内快速滴注）	从窗口期开始一直到全部化疗结束 d1~56
巯嘌呤	$80mg/m^2$，口服	
甲氨蝶呤	$25mg/m^2$，口服	d1、d15、d29、d43
三联鞘内注射	按年龄选择剂量	d1、d15、d29、d43

儿童 Ph 阳性急性淋巴细胞白血病

注意事项：首次 HDMTX 前应检查内生肌酐清除率和 / 或肾图以了解患儿的确切肾功能，并根据肾功能参照表 6.3.2a 调整初始用药剂量。后续 HDMTX 剂量根据首次 HDMTX 的血药浓度监测结果调整。

根据 CCR 调整 MTX 剂量

校正 CCr/（ml · min^{-1}）	剂量 /%
70~85	80
55~70	70
<55	不用 HDMTX

亚叶酸解救计划

[MTX] μmol/L (44~48 小时)	[MTX] μmol/L (68~72 小时)	CF (单次剂量，mg/m²)	水化速度 [ml/(m²·h)]
≤1.0	≥DL 和 ≤0.4	15	
1.0< [MTX] ≤2.0	0.4< [MTX] ≤0.5	30	150
2.0< [MTX] ≤3.0	0.5< [MTX] ≤0.6	45	150
3.0< [MTX] ≤4.0	0.6< [MTX] ≤0.8	60	175
4.0< [MTX] ≤5.0	0.8< [MTX] ≤1.0	75	175
5.0< [MTX] ≤6.0	1.0< [MTX] ≤1.5	90	200
6.0< [MTX] ≤7.0	1.5< [MTX] ≤2.0	100	200
7.0< [MTX] ≤8.0	2.0< [MTX] ≤3.0	120	200
8.0< [MTX] ≤9.0	3.0< [MTX] ≤4.0	140	200
9.0< [MTX] ≤10	4.0< [MTX] ≤5.0	160	200
>10	>5	200 +CRRT+PE	

每 24 小时复查至 MTX 浓度 <0.1μmol/L 或检测低限（DL）即停止解救。若水化速度 ≥175ml/(m²·h) 加用利尿药。推荐乙酰唑胺，不建议用呋塞米。

注意事项：

达沙替尼可引起 HDMTX 期间 MTX 清除延迟，监测 MTX 稳态浓度（20 小时）>78μmol/L 时应暂停达沙替尼，直至 MTX 清除。对于这些患者，下次 HDMTX 给药当天应暂停达沙替尼，直至 MTX 清除。若［MTX］44 小时>1μmol/L 时应暂停达沙替尼，直至 MTX 清除。这些患者，下次 HDMTX 给药第二天起应暂停达沙替尼，直至 MTX 清除。

周	间期治疗	用法
1	DEX+DNR+VCR+6-MP+PEG-ASP+Das+（Pa/b）（IT）	DEX：12mg/（m² · d），每日 2 次，d1~5 DNR：25mg/m²，静脉注射，d1
2	6-MP	UCR¹：1.5mg/m²（max=2.0mg），静脉注射，d1 6-MP¹：25mg/（m² · d），口服，每日 1 次，d1~21
3	6-MP	PEG-ASP：2 000U/m²，肌内注射 / 静脉注射 d3
	重复 5 次，共 15 周	Das：80mg/（m² · d），口服，每日 1 次，持续口服到治疗结束 IT d1
周	再诱导	用法
16	DEX+VCR+HDAra-C+PEG-ASP+Das（IT）	DEX：8mg/（m² · d），每日 2 次，d1~7，d15~21 VCR：1.5mg/m²（max=2mg）静脉注射，d1、d8、d15
17		Ara-C：2g/m²，静脉注射，每 12 小时一次，d1~2（4 次） PEG-ASP：2 000U/m²，肌内注射 / 静脉注射，d3
18		Das：80mg/（m² · d），口服，每日 1 次，持续口服到治疗结束 鞘内注射 d1

维持治疗

周	计划	药物剂量及给药计划
1	CTX+VCR+Ara-C+Dex+Das（IT）	CTX：300mg/m², 静脉注射, d1
2	休疗1周	VCR：1.5mg/m²（max=2.0mg）, 静脉注射, d1
3	MTX +6-MP+Das	Ara-C：300mg/m², 静脉注射, d1
4	MTX +6-MP+Das	DEX：8mg/（m²·d）, 口服, 每日2次, d1~7 鞘内注射：第1天
	重复5次，共20周	MTX：25mg/m², 口服, d15、d22 6-MP：50mg/（m²·d）, 口服, 每日1次, d15~28
1	CTX+Ara-C+Das	CTX：300mg/m², 静脉注射, d1
2	休疗1周	Ara-C：300mg/m², 静脉注射, d1
3	MTX +6-MP+Das	MTX：25mg/m², 口服, d15、d22、d29、d36、d43、d50
4	MTX +6-MP+Das	6-MP：50mg/（m²·d）, 口服, 每日1次, d15~56
5	MTX +6-MP+Das	
6	MTX +6-MP+Das	
7	MTX +6-MP+Das	
8	MTX +6-MP+Das	
	重复9次，共72周	

达沙替尼剂量调整

非血液学毒性：出现严重不良反应时应暂停使用达沙替尼直到毒性反应明显缓解后减量 1/4 使用。若患者能耐受可逐渐恢复到原剂量。若患者仍不能耐受可考虑换用伊马替尼（340mg/m², 每天一次）。

血液学毒性：诱导缓解治疗期间，除非发生无法控制的感染或其他危及生命的并发症，否则不应停用 TKI。同样，诱导缓解治疗期间若无明显感染，皮质激素、VCR 和 PEG-ASP/L-ASP 不停药。缓解后的治疗中，同时使用 DNR、Ara-C、CTX、MTX、6-MP 等有骨髓抑制性化疗药时，若发生中度血液学毒性（ANC<0.3×10^9/L 或 APC<0.5×10^9/L 或 PLT<50×10^9/L）但无发热时，应先停这些化疗药物不停达沙替尼。患者一旦发热而不能排除感染者，应停用所有化疗药物及达沙替尼。若有重度血液学毒性表现（ANC<0.1×10^9/L 或 PLT<20×10^9/L）应暂停包括 TKI 在内的所有化疗。持续 ANC<0.5×10^9/L（伴有单核细胞低下）或 PLT<100×10^9/L 者，骨髓抑制性药物（不包括 6-MP）剂量减少超过 50% 仍然不能改善者 TKI 减量 20%。维持治疗阶段骨髓抑制一般可以通过调整 6-MP 或 / 和 MTX 得到改善。如 6-MP 的剂量降低到推荐剂量的 10% 仍然存在骨髓抑制现象，可以考虑减少 TKI 剂量。

参考文献

［1］SHEN SH, CHEN XJ, CAI JY, et al. Effect of Dasatinib vs imatinib in the treatment of pediatric philadelphia chromosome-positive acute lymphoblastic leukemia. JAMA Oncol, 2020, 6 (3): 358-366.

［2］SCHULTZ KR, BOWMAN WP, ALEDO A, et al. Improved early event-free survival with imatinib in Philadelphia chromosome-positive acute lymphoblastic leukemia: A children's oncology group study. J Clin Oncol, 2009, 27 (31): 5175-5181.

［3］SCHULTZ KR, CARROLL A, HEEREMA NA, et al. Long-term follow-up of imatinib in pediatric Philadelphia chromosome-positive acute lymphoblastic leukemia: Children's Oncology Group study AALL0031. Leukemia, 2014, 28 (7): 1467-1471.

［4］BIONDI A, SCHRAPPE M, DE LORENZO P, et al. Imatinib after induction for treatment of children and adolescents with Philadelphia-chromosome-positive acute lymphoblastic leukaemia (EsPhALL): A randomised, open-label, intergroup study. Lancet Oncol, 2012, 13 (9): 936-945.

［5］BIONDI A, GANDEMER V, DE LORENZO P, et al. Imatinib treatment of paediatric Philadelphia chromosome-positive acute lymphoblastic leukaemia (EsPhALL2010): A prospective, intergroup, open-label, single-arm clinical trial. Lancet Haematol, 2018, 5 (12): e641-e652.

［6］PICCALUGA PP, PAOLINI S, MARTINELLI G. Tyrosine kinase inhibitors for the treatment of Philadelphia chromosome-positive adult acute lymphoblastic leukemia. Cancer, 2007, 110 (6): 1178-1186.

［7］PORKKA K, KOSKENVESA P, LUNDÁN T, et al. Dasatinib crosses the blood-brain barrier and is an efficient therapy for central nervous system Philadelphia chromosome-positive leukemia. Blood, 2008, 112 (4): 1005-1012.

儿童Ph阳性急性淋巴细胞白血病

[8] RAVANDI F, OTHUS M, O'BRIEN SM, et al. US intergroup study of chemotherapy plus dasatinib and allogeneic stem cell transplant in philadelphia chromosome positive ALL. Blood Adv, 2016, 1 (3): 250-259.

[9] SLAYTON WB, SCHULTZ KR, KAIRALLA JA, et al. Dasatinib plus intensive chemotherapy in children, adolescents, and young adults with philadelphia chromosome-positive acute lymphoblastic leukemia: Results of Children's Oncology Group Trial AALL0622. J Clin Oncol, 2018, 36 (22): 2306-2314.

[10] HUNGER SP, SAHA V, DEVIDAS M, et al. CA180-372: An international collaborative phase 2 trial of dasatinib and chemotherapy in pediatric patients with newly diagnosed philadelphia chromosome positive acute lymphoblastic leukemia (Ph+ ALL). Blood, 2017, 130 (Suppl 1): 98.

五、青少年急性淋巴细胞白血病

1. 治疗前评估

	Ⅰ级推荐	Ⅱ级推荐	Ⅲ级推荐
病史与体格检查	完整病史采集： 主诉，现病史，既往史，家族史，生长发育史，疫苗接种史 体格检查： 生命体征测量，全身浅表淋巴结、肝脾、腹部体征、专科查体、性腺发育评估		
实验室检查	血常规，CRP，生化全项，凝血五项，免疫功能（体液免疫＋细胞免疫），病毒学指标（乙肝、戊肝、梅毒、HIV、EB病毒、CMV、TORCH抗体）、尿便常规、性激素、G-6-PD酶活性（主要用于尿酸氧化酶使用前的筛查）		
影像学检查	心电图、心脏彩超、胸部CT、腹部CT、超声（腹部、睾丸或子宫卵巢）、骨龄		PET/CT
骨髓检查	骨穿：MICM分型（骨髓细胞形态学、骨髓组化染色、免疫分型、染色体核型分析、FISH检查、融合基因定性及定量 RT-PCR	*IgH/TCR* 重排检测、NGS方法、全转录组测序（RNA Sequencing）	

治疗前评估（续）

	Ⅰ级推荐	Ⅱ级推荐	Ⅲ级推荐
中枢神经系统	头部CT、头颅磁共振，脑脊液常规、生化、找肿瘤细胞	脑脊液白血病免疫分型，脊髓增强磁共振	
内分泌、性腺评估	Tanner分期：进行乳腺（女性）、睾丸（男性）查体完善骨龄、子宫卵巢超声（女性）、睾丸超声（男性）其他：性激素、皮质醇测定、促肾上腺皮质激素测定、甲功五项、糖化血红蛋白、c肽胰岛素测定、胰岛素自身抗体、胰岛素样生长因子IGF-1及胰岛素水平测定等检查（根据患儿在初诊评估情况，后续随访时予相应内分泌及性腺评估）		

注：①幼稚淋巴细胞免疫分型标志，CD34、TdT、HLA-DR、CD10、CD1a（有时可表达CD13、CD33）。②B-ALL，表达CD19、CD79a、PAX5、CD22、CD20。③T-ALL，表达cyCD3、CD2、CD4、CD5、CD7、CD8。④早前T-ALL（ETP-ALL），缺乏CD1a、CD8表达；CD5弱表达或不表达；至少有一个髓系或干细胞抗原表达（CD13、CD33、CD117、CD11b、CD34、CD65、HLA-DR等），但MPO阴性。

2. 诊断

（1）根据患者病史、体格检查、血常规、骨髓 MICM 分型进行诊断。需要注意入院前血象白细胞水平、治疗过程（特别是有无激素及化疗药物使用的时间、剂量）。入院专科查体注意皮肤黏膜、浅表淋巴结、心、肺、肝、脾、神经系统及四肢关节。男性需注意观察睾丸情况。

（2）中枢神经系统白血病（CNSL）的诊断与分级

1）诊断

• 诊断时或治疗过程中以及停药后脑脊液中白细胞（WBC）计数 $\geqslant 5$ 个 $/\mu l$，同时在脑脊液离心涂片标本中以白血病细胞为主，或白血病细胞所占比例高于外周血幼稚细胞百分比。有脑神经麻痹症状。

• 有影像学检查（CT/MRI）显示脑或脑膜病变。

• 除其他病因引起的中枢神经系统病变。

2）脑脊液的分级

• CNS1：需要同时符合以下 3 项。①脑脊液中无白血病细胞；②无 CNS 异常的临床表现，即无明显的与白血病有关的脑神经麻痹；③无 CNS 异常的影像学依据。

• CNS2：符合以下任何 1 项。①腰穿无损伤即脑脊液不混血，RBC：WBC $\leqslant 100：1$ 时，脑脊液中 WBC 计数 $\leqslant 5$ 个 $/\mu l$，并见到明确的白血病细胞；②腰穿有损伤即脑脊液混血（RBC：WBC$>100：1$），CSF 中见到明确的白血病细胞；③腰穿有损伤并为血性 CSF，如初诊 WBC$>50 \times 10^9$/L 则归为CNS2。

• CNS3（即 CNSL）：① CSF 中 RBC：WBC ≤ 100：1，WBC>5 个 /μl，并以白血病细胞为主，或白血病细胞所占比例高于外周血幼稚细胞百分比；②或有无其他明确病因的脑神经麻痹；③或 CT/MRI 显示脑或脑膜病变，并除外其他中枢神经系统疾病。

（3）睾丸白血病的诊断

1）ALL 患者表现为睾丸单侧或双侧肿大，质地变硬或呈结节状缺乏弹性感，透光试验阴性，超声检查可发现睾丸呈非均质性浸润灶。

2）初诊患者可不予活检。

3）在全身化疗骨髓缓解的患者出现睾丸肿大者，应进行活检以确定是否睾丸白血病复发。

3. 危险分层标准

分层	定义
中危组	除高危以外的患者
高危组	符合以下任何 1 项或多项： • t（4；11）（*MLL-AF4*）或其他 *MLL* 基因重排阳性 • 染色体数目 ≤ 44 或 DI 指数 < 0.8 • *MEF2D* 重排 • *TCF3-HLF*/t（17；19）（q22；p13） • d15 骨髓 M3（原淋 + 幼淋 ≥ 20%）；d33 骨髓未完全缓解 M2 及 M3（原淋 + 幼淋 ≥ 5%）（仅适用于无法监测 MRD 者） • *IKZF1* 缺失阳性者：诱导治疗 d15 MRD ≥ 1×10^{-1}，或 d33 MRD ≥ 1×10^{-4}，或巩固治疗前 MRD ≥ 1×10^{-4} • 符合 MRD 的 HR 标准（*IKZF1* 缺失者除外）：诱导治疗 d15 MRD ≥ 1×10^{-1}，或诱导治疗后 d33 MRD ≥ 1×10^{-2}，或巩固治疗前 MRD ≥ 1×10^{-4} • 诱导治疗后（d33~45）评估瘤灶没有缩小到最初肿瘤体积的 1/3，评为高危，巩固治疗前仍存在瘤灶者列入高危

4. 治疗

治疗框架［儿童急性淋巴细胞白血病诊疗规范（2018 年版）及 CCLG-ALL2018 方案］

	Ⅰ级推荐	Ⅱ级推荐	Ⅲ级推荐
中危组 B-ALL	诱导方案（VDLP，CAML×2） 巩固方案（6-MP/VD+HD-MTX×4） 延迟强化（VDLD，CAML×2） 维持治疗（VD+6-MP+MTX） 总治疗时间：女 2 年，男 2.5 年		
中危组 T-ALL	诱导方案（VDLD，CAML×2） 巩固方案（6-MP/VD+HD-MTX×4） 延迟强化Ⅰ［VDLD，CAML（小）×2］ 中间维持（6-MP+MTX） 延迟强化Ⅱ［VDLD，CAML（小）×2］ 维持治疗（VD+6-MP+MTX） 总治疗时间：女 2 年，男 2.5 年		

治疗框架［儿童急性淋巴细胞白血病诊疗规范（2018 年版）及 CCLG-ALL2018 方案］（续）

	Ⅰ级推荐	Ⅱ级推荐	Ⅲ级推荐
高危组	诱导方案（VDLP/VDLD，CAML×2） 巩固方案（HR-1'、HR-2'、HR-3'）×2 延迟强化（VDLD，CAML×2） 维持治疗（VD+6-MP+MTX） 总治疗时间：2.5 年		
Ph$^+$ ALL 的治疗	早期（诱导 d15 开始）加用 TKI 治疗，治疗时间至少应用至维持治疗结束		

治疗框架［儿童急性淋巴细胞白血病诊疗规范（2018 年版）及 CCLG-ALL2018 方案］（续）

	Ⅰ级推荐	Ⅱ级推荐	Ⅲ级推荐
造血干细胞移植指征	符合以下指征之一： • 诱导缓解治疗失败（d33 骨髓形态未达到缓解，即原淋 + 幼淋 ≥ 20%） • 早期强化 CAML1 方案结束后骨髓评估 MRD ≥ 1 × 10⁻² • 伴有 t（9；22）/BCR::ABL1、MLL 重排、EPT::ALL、iAMP21 高危组患者，12 周（巩固治疗前）MRD ≥ 1 × 10⁻⁴ • HR 组患者在 HR-1' 方案治疗后，HR-2' 治疗前 MRD ≥ 1 × 10⁻⁴	移植前挽救化疗可选择参加正在进行的临床试验： （1）B-ALL：blinatumomab、CAR-T、硼替佐米等； （2）T-ALL：可选择奈拉宾、硼替佐米、CAR-T 等	

治疗框架［儿童急性淋巴细胞白血病诊疗规范（2018年版）及CCLG-ALL2018方案］（续）

	Ⅰ级推荐	Ⅱ级推荐	Ⅲ级推荐
贝林妥欧单抗治疗		免疫分型为B前体淋巴细胞表型患者，如果存在不耐受化疗，或诱导治疗不缓解，或治疗后MRD持续阳性，或转阴后再次MRD转阳甚至形态学复发，可予以贝林妥欧单抗（blinatumomab）治疗	

常用化疗方案［儿童 ALL 诊疗规范（2018 年版）及 CCLG-ALL2018 方案］

药物	剂量	时间及用法
减积治疗	泼尼松（Pred）：60mg/（m² · d）（可从 25% 量递增）	口服，每日 3 次（或每日 2 次），d1~7
诱导治疗 VDLP 或 VDLD（T-ALL）	泼尼松（Pred）：60mg/（m² · d）或地塞米松：6mg/（m² · d）	口服，每日 3 次（或每日 2 次），d8~28，d29 开始减停
	柔红霉素（DNR）：30mg/（m² · d）	静脉注射，d8、d15、d22、d29，共 4 次，每次缓慢输注 1 小时
	长春新碱（VCR）：1.5mg/（m² · 次）	静脉注射，d8、d15、d22、d29（共 4 次），最大剂量 2mg
	培门冬酰胺酶（PEG）：2 000U/（m² · 次）	d9、d23，共 2 次，肌内注射，最大剂量 3 750U/ 次
	鞘内注射：MTX 12mg，Ara-C 36mg，Dex 4mg	d1、d15、d33，d1 为 MTX 单联鞘内注射

常用化疗方案［儿童 ALL 诊疗规范（2018 年版）及 CCLG-ALL2018 方案］（续）

药物	剂量		时间及用法
早期强化治疗 CAML×2 轮	环磷酰胺（CTX）：1 000mg/（m² · 次）		静脉注射，1 小时以上，d1；水化、碱化共 3 天
	美司钠：400mg/（m² · 次）		于环磷酰胺开始后 0、4、8 小时
	培门冬酶（PEG）：2 000U/（m² · 次）		肌内注射，d2，最大剂量 3 750U/ 次
	阿糖胞苷（Ara-C）：75mg/（m² · 次）		静脉注射，d3~6，d10~13
	6- 巯嘌呤（6-MP）：50mg/（m² · d）		每晚口服，d1~14
	三联鞘注：MTX 12mg，Ara-C 36mg，Dex 4mg		CNS2：d3、d10 CNS1、CNS3：d3
巩固治疗（中危组）	选择其一：VD 或 6-MP	VCR：1.5mg/（m² · 次）	静脉注射，d1、d15、d29、d43（共 4 次）
		Dex：6mg/（m² · d）	分 3 次口服，d1~5、d15~19；d29~33；d43~47
		6-MP：25mg/（m² · d）	每晚口服，d1~56（共 8 周）

常用化疗方案［儿童 ALL 诊疗规范（2018 年版）及 CCLG-ALL2018 方案］（续）

药物	剂量		时间及用法
巩固治疗 （中危组）	HD-MTX：5g/（m²·次） ［可根据患者耐受情况，调整 HD-MTX 剂量为 3~5g/（m²·次）］		静脉滴注 24 小时（1/10 量于 30 分钟 内给入，9/10 量持续 23.5 小时）； d1、d15、d29、d43 同时每两周 MTX 鞘内注射 1 次（共 4 次）；FH4-Ca 解救
巩固治疗 （高危组） ×2 轮	HR-1'	Dex：20mg/（m²·d）	口服，d1~5
		VCR：1.5mg/（m²·次）	静脉滴注，d1、d6
		HD-MTX：5g/（m²·次）	d1 静脉滴注 24 小时（1/10 量于 30 分 钟内给入，9/10 量持续静脉滴注 23.5 小时） FH4-Ca 解救
		CTX：200mg/（m²·次）	d2~4，静脉滴注 1 小时； 每 12 小时一次，共 5 次 水化、碱化共 3 天

青少年急性淋巴细胞白血病

药物		剂量	时间及用法
巩固治疗（高危组）×2 轮	HR-1'	美司钠：70mg/（m² · 次）	于环磷酰胺开始后 0、4、8 小时
		HD-Ara-C：2 000mg/m²	d5，静脉滴注 3 小时以上，每 12 小时一次，共 2 次
		PEG：2 000U/（m² · 次）	肌内注射，d6，最大剂量 3 750U/ 次
		三联鞘内注射：MIX 12mg，Ara-C 36mg，Dex 4mg	d1，MTX 后 2 小时三联鞘内注射 1 次
	HR-2'	Dex：20mg/（m² · d）	每日 3 次口服，d1~5
		VDS：3mg/（m² · 次）	静脉注射，d1、d6；最大剂量 5mg
		HD-MTX：5g/（m² · 次）	d1 静脉滴注 24 小时（1/10 量于 30 分钟内给入，9/10 量持续静脉滴注 23.5 小时）；FH4-Ca 解救

药物	剂量		时间及用法
巩固治疗 （高危组） ×2 轮	HR-2'	IFO：800mg/（m²·次）	d2~4，静脉滴注 1 小时； 每 12 小时 1 次，共 5 次 水化、碱化共 3 天
		美司钠： 300mg/（m²·次）	于 IFO 开始后 0、4、8 小时
		DNR：30mg/m²	d5，静脉滴注 24 小时
		PEG-ASP： 2 000U/（m²·次）	肌内注射，d6，最大剂量 3 750U/ 次
		三联鞘内注射：MTX 12mg， Ara-C 36mg，Dex 4mg	d1，MTX 后 2 小时三联鞘内注射 1 次
	HR-3'	Dex：20mg/（m²·d）	每日 3 次口服，d1~5
		HD-Ara-C：2 000mg/m²	d1~2，静脉滴注 3 小时，每 12 小时 1 次，共 4 次

青少年急性淋巴细胞白血病

常用化疗方案［儿童 ALL 诊疗规范（2018 年版）及 CCLG-ALL2018 方案］（续）

药物		剂量	时间及用法
巩固治疗（高危组）×2 轮	HR-3'	VP16：100mg/（m² · 次）	d3~5；静脉注射，1 小时以上；每 12 小时 1 次共 5 次
		PEG：2 000U/（m² · 次）	肌内注射，d6，最大剂量 3 750U/ 次
		三联鞘内注射：MTX 12mg，Ara-C 36mg，Dex 4mg	d5
延迟强化治疗：VDLD+CAML（分两种情况）	①除外中危 T-ALL 延迟强化 VDLD	Dex：10mg/（m² · d）	口服每日 3 次，d1~7，d15~21
		VDS：3mg/（m² · d）	静脉注射，d1、d8、d15、d22（中危 B-ALL 共 4 次，其他 3 次）
	②中危 T-ALL 延迟强化（Ⅰ）：VDLD	Dex：10mg/（m² · d）	口服每日 3 次，d1~7，d15~ 21
		VDS：3mg/（m² · d）	静脉注射，d1、d8、d15

青少年急性淋巴细胞白血病

药物	剂量	时间及用法
维持治疗	6MP：50~75mg/（m² · d）	d8~28，d36~56，每晚口服（根据血象情况调整剂量）
	MTX：20mg/m²	d1、d8、d15、d22、d29、d36、d43、d50 肌内注射
	Dex：6mg/（m² · d）	d1~5、d29~33
	VCR：1.5mg/（m² · d）	d1、d29
	三联鞘内注射：MTX 12mg，Ara-C 36mg，Dex 4mg	中危 B-ALL 每 8 周一次三联鞘内注射；其余每 4 周一次三联鞘内注射
CNSL 预防	初诊未合并 CNSL 的患者无须放疗，在进行全身化疗的同时，采用三联鞘注。CNS2 者在诱导治疗及早期强化治疗阶段各增加 2 次三联鞘注。 腰穿及鞘内注射总次数： • CNS1（B-ALL-IR）17 次，CNS2（B-ALL-IR）21 次 • CNS1（B-ALL-HR）23 次，CNS2（B-ALL-HR）27 次 • CNS1（T-ALL）23 次，CNS2（T-ALL）27 次 注：除了首次 MTX 单联鞘内注射外，以后均为三联鞘注，具体药物剂量： Ara-C 36mg，MTX 12mg，Dex 4mg	

青少年急性淋巴细胞白血病

（1）脑膜白血病治疗：初诊合并中枢神经系统白血病可以不放疗，在全身化疗骨髓缓解的患者出现脑膜白血病，在完成延迟强化治疗后、维持治疗前接受颅脑放疗，剂量为 12Gy。

（2）睾丸白血病治疗：初诊时合并睾丸白血病可以不放疗，但在全身化疗的巩固治疗结束后 B 超检查仍有病灶者进行活检，若确定白血病细胞残留者需睾丸放疗。或在全身化疗骨髓缓解的患者出现睾丸白血病复发，也需放疗，一般作双侧睾丸放疗，剂量为 18~24Gy。在全身强化疗结束维持治疗前进行。

（3）贝林妥欧单抗（Blinatumomab）治疗：≥45kg, d1~28 28μg/（m^2·d），24 小时静脉输注；<45kg, d1~28 15μg/（m^2·d），24 小时静脉输注。用药 d21 和 / 或 d28 进行骨髓缓解状态 +MRD 评估，以 d28 为最后评估点。如 d21 达到完全缓解，可不进行 d28 评估。根据患者治疗反应，贝林妥欧单抗治疗后或接强化疗，或移植继续治疗。

参考文献

［1］儿童急性淋巴细胞白血病诊疗规范 (2018 年版). 2018.[2023-03-01]. http://www. nhc. gov. cn/yzygj/s7653/201810/aef82930c1af4fc5bf325938e2fcb075. shtml.

［2］BROWN PA, SHAH B, ADVANI A, et al. Acute Lymphoblastic Leukemia, Version 2. 2021, NCCN Clinical Practice Guidelines in Oncology. J Natl Compr Canc Netw, 2021, 19(9): 1079-1109.

［3］WIEDUWILT MJ, STOCK W, ADVANI A, et al. Superior survival with pediatric-style chemotherapy compared to myeloablative allogeneic hematopoietic cell transplantation in older adolescents and young adults with Ph-negative acute lymphoblastic leukemia in first complete remission: Analysis from CALGB 10403 and the CIBMTR. Leukemia, 2021, 35 (7): 2076-2085.

[4] DOUVAS MG, RIEGLER LL. Meeting challenges in the long-term care of children, adolescents, and young adults with acute lymphoblastic leukemia. Curr Hematol Malig Rep, 2022, 17 (1): 15-24.

[5] QUEUDEVILLE M, EBINGER M. Blinatumomab in pediatric acute lymphoblastic leukemia-from salvage to first line therapy (a systematic review). J Clin Med, 2021, 10 (12): 2544.

[6] BROWN PA, JI L, XU X, et al. Effect of Postreinduction therapy consolidation with blinatumomab vs chemotherapy on disease-free survival in children, adolescents, and young adults with first relapse of B-cell acute lymphoblastic leukemia: A randomized clinical trial. JAMA, 2021, 325 (9): 833-842.

[7] MUFFLY L, CURRAN E. Pediatric-inspired protocols in adult acute lymphoblastic leukemia: Are the results bearing fruit ? . Hematology Am Soc Hematol Educ Program, 2019, 2019 (1): 17-23.

[8] MUFFLY L, ALVAREZ E, LICHTENSZTAJN D, et al. Patterns of care and outcomes in adolescent and young adult acute lymphoblastic leukemia: A population-based study. Blood Adv, 2018, 2 (8): 895-903.

青少年急性淋巴细胞白血病

六、唐氏综合征相关 急性淋巴细胞白血病

唐氏综合征（Down syndrome，DS）也称 21-三体综合征，是临床最常见的染色体数目异常的遗传病。DS 的临床表现包括先天性认知障碍、神经源性痴呆、肌张力低下、颅面骨发育异常、先天性心脏畸形和其他系统严重的多发畸形、内分泌功能异常、先天性免疫缺陷等。DS 的造血系统异常表现为大红细胞血症、血小板数量异常和易发白血病。发生白血病的机会是常人的 10~20 倍。

唐氏综合征相关急性淋巴细胞白血病（acute lymphoblastic leukemia in children with Down syndrome，ALL-DS）占儿童 ALL 的 1.5%~3.1%，临床表现不具特殊性，Pre-B 类型多见，T 细胞类型少见，常见 *CRLF2* 的畸变表达和 *JAK2* 突变。异质性明显，缺乏特异性的细胞遗传学改变。基于遗传性健康状态和免疫系统异常，诱导缓解期间感染发生率高而且严重，细胞毒性药物的不良反应是常见，治疗应当注意个体化选择。预后比较差，治疗相关性病死率高，容易骨髓复发。长期存活者的后遗症包括白内障、听力缺失、甲状腺功能障碍和严重的多种疾病。

1. 治疗前评估

评估项目	Ⅰ级推荐	Ⅱ级推荐	Ⅲ级推荐
病史与体格检查	病史、体格检查 母孕年龄 家族遗传病史（1A 类）	辅助生殖病史（1B 类）	
内环境	血常规、血型（ABO、Rh） 尿常规、便常规（包括隐血，需要隐血饮食） 凝血功能（D- 二聚体）、肝功能、肾功能（尿酸）、心肌酶谱（LDH） 病原体: HIV、MP、CMV、EBV、HBV、Tb 等（1A 类）		骨骼密度 （2B 类）
浸润评估	胸部 X 线正、侧位 DR 片，腹部超声（肝、胆、脾及淋巴结） 睾丸超声（1A 类）	如果存在呼吸道症状，HR-CT 检查 如果存在中枢神经系统症状或者体征，头部 CT 或 MRI、EEG （2B 类）	骨骼 ECT （3 类）

治疗前评估（续）

评估项目	Ⅰ级推荐	Ⅱ级推荐	Ⅲ级推荐
免疫状态	IgG、IgA、IgM 细胞免疫功能 自身免疫指标（1A 类）		
骨髓象	初检全部 MICM 项目，必要时的二代基因测序 （1A 类）	必要时做骨髓、淋巴结或浸润灶活检 NGS 检查（1B 类）	
药物代谢基因组	甲氨蝶呤、巯嘌呤、环磷酰胺、门冬酰胺酶、阿糖胞苷、长春新碱、肾上腺糖皮质激素（1A 类）		
遗传性健康状态	心脏超声评估功能和结构、甲状腺功能、眼科相关检查（1A 类）		
染色体分析	高分辨染色体核型（1A 类）		

唐氏综合征相关急性淋巴细胞白血病

2. 诊断

评估项目	I 级推荐	II 级推荐	III 级推荐
骨髓	MICM 分类 原始 + 幼稚淋巴细胞 ≥ 20% 流式细胞术 融合基因组学（1A 类）	二代测序 NGS 检查 （1B 类）	
染色体	高分辨分析 21- 三体核型（1A 类）		
浸润评估	如果考虑中枢神经系统白血病，做脑脊液常规、生化、体液细胞学和流式细胞术，同时三联鞘内注射 如果初诊时考虑睾丸白血病，不推荐做睾丸病理活检术，完全缓解后，如果存在睾丸异常，需要（1A 类）	中枢神经系统影像 睾丸彩色超声 （1B 类）	

ALL-DS 治疗评估的基本策略（1A 类）：分层次、分阶段，个体化量身定做的精准医学治疗模式

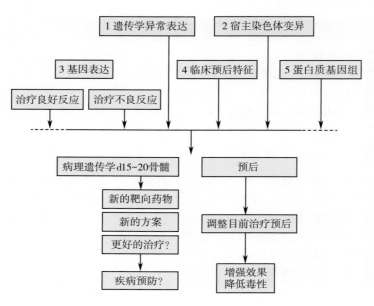

化疗前精准检测项目（1A 类）

药物	基因组	不良反应
6-MP	*TPMT*、*NUDT15*	严重骨髓抑制
VCR	*CEP72*	周围神经炎
MTX	*SLCO1B1*、*DHFR*、*miR-1206*	黏膜炎
糖皮质激素	*BMP7*、*PROX1-Antisense RNA1*	骨骼坏死

3. 危险分层标准*

ALL-DS 危险分层	评估标准
1. 标准危险组（SR）	①年龄 ≥ 1 岁并且 < 10 岁 ②初诊时 WBC < 50 × 10^9/L ③非 Tc 型或成熟 Bc 型 ④非 MR/HR 组细胞遗传学、分子生物学特征改变 ⑤非 CNSL2、CNSL3 或 / 和 TL ⑥诱导化疗 d20 骨髓象呈 M1 化，MRD 在 d20 < 0.1%、诱导缓解结束，MRD ≤ 0.01%，之后一直阴性，达到 CR 者
2. 中度危险组（MR）	①年龄 < 1 岁或者 ≥ 10 岁 ②初诊时 WBC ≥ 50 × 10^9/L ③t（9；22），BCR-ABL（+）的 Ph⁻ALL 及其 Ph 样 ALL ④< 45 条染色体的低 2 倍体；或其他异常例如 t（1；19），*E2A-PBX1*（+） ⑤*ZNF358* 重排、*IZKF* 阳性 ⑥iAMP21 ⑦T-ALL ⑧初诊时发生 CNSL 和 TL ⑨诱导治疗 d20 骨髓象呈 M2 化（MRD 0.1%~10%）者 ⑩诱导治疗结束 MRD ≥ 0.01%，并且 < 1%

*. 证据类别为 1A 类。

危险分层标准（续）

ALL-DS 危险分层	评估标准
3. 高度危险组（HR）	①<3 个月的婴儿 ②初诊时 WBC ≥ 100 × 10⁹/L ③染色体核型为 t（4；11），*MLL-AF4*（+）或者其他的 *MLL* 重排阳性 ④低二倍体（≤44）或者 DI 指数<0.8 ⑤*TGF3-HLF*/t（17；19）（q22；p13） ⑥*EVT1* 阳性 ⑦*MEF2D* 重排 ⑧新发现的，特殊的高度危险核型 ⑨4~6 周骨髓象不能 CR 者 ⑩MR 诱导化疗 d20 骨髓象呈 M2 或 M3（≥10%）者 ⑪诱导治疗结束 MRD ≥ 1%，或者髓外防治之前（第 9~14 周）≥0.01% ⑫髓外评估：髓外防治之前仍然存在肿瘤病灶者；诱导缓解结束肿瘤病灶没有缩小到最初体积的 1/3 者

唐氏综合征相关急性淋巴细胞白血病

治疗之后基于骨髓 MRD 的危险度评估（1A）

危险度评估时间	SR	MR	HR
d15~20	<0.1%	0.1%~10%	≥10%
d33~40	<0.01%	0.01%~1%	≥1%
W 9~14（髓外防治之前）	<0.01%	<0.01%	≥0.01%

注：

①即使形态学提示有良好预后，但是没有良好 MICM 综合结果的亦不能进入标危组。

②微小残留病灶（MRD）的改变比形态学更重要，取消以形态学判断预后，进而调整危险度。

③危险度需要随着治疗反应结局予以调整，结合治疗反应的综合评估特别重要。

④对于 ALL-DS，诱导缓解就达到 CR 者，原有的危险度不升级。

⑤特殊强调 d15~20、d30~40 骨髓的 MRD 结局。

⑥融合基因的表达，比较 MRD 流式细胞计量术更加敏感、重要。

⑦升级到高危组，治疗按照难治性 ALL 再诱导方案进行治疗（salvage treatment for refractory ALL）。

ALL-DS 治疗后根据骨髓不同时间点 MRD 评估危险度流程（1A 类）

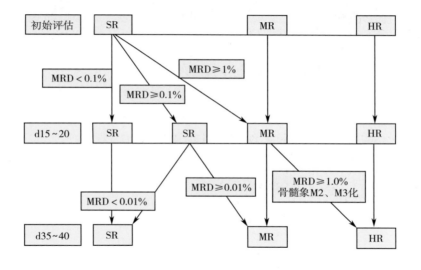

4. 治疗

治疗方案	I 级推荐	II 级推荐	III 级推荐
诱导缓解	VLD（VCR/VDS、*L*-asp/Peg-Asp、Dexa） （1A 类）	VDLD VILD VMLD（1B 类） + 贝林妥欧	
巩固	CAM（CTX、Ara-C、6-MP/6-TG）（1A 类）		C-HDAra-C-M
髓外防治	HDMTX-CF，剂量开始 2 000mg/（m²·次），之后依据第 1 次的 MTX 代谢状态调整剂量，并且适当延长 CF 解救时间，以防止严重的黏膜毒性（1B 类）	剂量开始 500mg/（m²·次）， （2A 类）	
再诱导缓解	VLD（1A 类）	VDLD VILD VMLD（1B 类）	
延迟强化	CAM（CTX、Ara-C、6-MP/6-TG）（1A 类）		

治疗方案	I 级推荐	II 级推荐	III 级推荐
维持治疗	VD-MTX+6-MP（VCR/VDS、Dexa/Pred；MTX、6-MP） 剂量需要根据代谢酶活性给予个体化调整 （1A 类）	新的靶向药物 （2A 类）	细胞免疫治疗： CAR-T（2A 类）
复发	CAR-T，异基因造血干细胞移植（1B 类）	新的靶向药物 （2A 类） 贝林妥欧单抗	试验治疗 （2B 类） 奥加伊妥珠欧 单抗
监测	进入维持期，每 3~6 个月复查骨髓形态学；MRD 停止治疗之后，每 6 个月复查骨髓形态学（1B 类）		

注：①长春新碱，VCR；长春地辛，VDS；②柔红霉素，DNR；去甲氧基柔红霉素，IDA；③左旋天冬酰胺酶，L-Asp；培门冬酶，Peg-Asp；④地塞米松，Dexa；泼尼松，Pred；⑤环磷酰胺，CTX；⑥阿糖胞苷，Ara-C；大剂量阿糖胞苷，HDAra-C；⑦甲氨蝶呤，MTX；大剂量甲氨蝶呤，HDMTX；⑧米托蒽醌，Mito；⑨巯嘌呤，6-MP；鸟嘌呤，6-TG；⑩药物剂量参考 ALL 治疗方案，适当降低剂量，防止发生严重感染和治疗相关性死亡。

ALL-DS 诱导缓解注意事项

（1）对于高白细胞血症（WBC ≥ 100×10^9/L）者，予水化、碱化并注意 TLS、DIC、ICH、RDS、ARF 等并发症。首先给予泼尼松试验（d1~7），对于肿瘤负荷大者，自 0.2~0.5mg/（kg·d）开始，逐渐增加至足量 60mg/（m^2·d），口服至 WBC<20×10^9/L 后开始正规化疗，注射 VDS/VCR，如果白细胞没有降低的趋势，提前注射 VDS/VCR 或者 Ara-C、DNR/IDA。（1B 类）

（2）常规情况下 DNR 推迟到 WBC<20×10^9/L 时开始应用，需要慎重采用。（2B 类）

（3）防止高尿酸血症：别嘌醇 7~10mg/（kg·d），连续 7~10 天，直到 WBC<4.0×10^9/L 时。（2B 类）

（4）低增生型和婴儿的剂量可略降低 1/4（标准剂量 × 0.75）。（2B 类）

（5）应重视围化疗期处理，第 1 周调整内环境至稳态。如果存在感染，可以适当推迟化疗。（2A 类）整个诱导缓解期间需要特殊性注意治疗相关性黏膜炎、惊厥和感染，特别是脓毒症的发生，需要强力控制感染，以降低治疗相关性病死率。（1A 类）

（6）髓外防治：一般在外周血幼稚细胞消失之后，同步进行预防性鞘内注射。第 1 次鞘内注射的脑脊液送检流式细胞术。（1A 类）第 1 次 HDMTX-CF 的剂量需要降低。（2B 类）

（7）特别重视早期治疗反应评估，依据 MRD 结果调整危险度、治疗强度。①泼尼松试验（d1~7）；②d15~20 的 MRD；③d33~40 的 MRD；④MRD 的动态性变化。（1A 类）

（8）也可用其他蒽环类药物如去甲氧基柔红霉素（IDA）10~12mg/（m^2·次），米托蒽醌（Mito、NVT）10mg/（m^2·次）代替 DNR。Ph^1 染色体阳性者加用甲磺酸伊马替尼，或者达沙替尼，如果出现耐药时，可更换应用氟马替尼、尼洛替尼，TKI 比常规性化疗重要。（2A 类）

（9）可适当降低 L-ASP 应用剂量。年龄 ≥ 10 岁者，更易发生过敏、出血性胰腺炎、高血糖、凝血紊乱、肝损害等副作用。年龄≥10岁者应当在诱导缓解期首选PEG-ASP，以免在注射普通门冬酰胺酶之后产生抗体，导致之后应用困难。如果对大肠杆菌天冬酰胺酶过敏，可以更换应用菊欧文天冬酰胺酶。应特别注意个体化剂量、安全性，每用1~2次必须复查肝功能、凝血功能、脂肪酶、血清及尿淀粉酶、血糖。（1B类）

（10）应用Dexa期间，若副作用大，可服1周，停1周，再服1周，停1周，或改为Pred。年龄>10岁者应用泼尼松。应注意肝功能损害、高血糖、骨缺血坏死、真菌感染。（3类）

（11）及时而恰当的成分输血支持、细胞因子（G-CSF、艾曲波帕、海曲泊帕、阿伐曲泊帕、TPO、IL-11）的应用对保证化疗的连续性和安全性至关重要。（3类）

ALL-DS维持治疗期间的注意事项

（1）特别警惕长期应用肾上腺皮质激素导致的股骨头坏死，目前没有准确的方法可以早期预测股骨头的血液供应。（2B类）

（2）全面环境保护，防止各种感染。（2B类）

（3）适当地降低MTX的剂量，调整加强巯嘌呤治疗强度，可能进一步提高长期存活率。（2B类）

（4）骨髓的定期检测，主要目的：是否存在残留病灶，复发的可能性如何。（1A类）

（5）考虑化疗对于骨髓的长期影响，骨髓的耐受性和潜能，维持期间的加强化疗需要特别慎重。（2A类）

（6）进行巯嘌呤的个体化剂量调整。（1A 类）

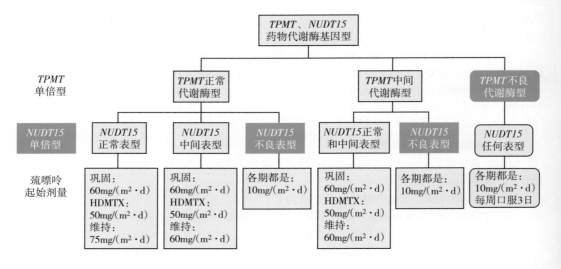

参考文献

[1] BULL MJ. Down syndrome. N Engl J Med, 2020, 382 (24): 2344-2352.

[2] MALONEY KW, CARROLL WL, CARROLL AJ, et al. Down syndrome childhood acute lymphoblastic leukemia has a unique spectrum of sentinel cytogenetic lesions that influences treatment outcome: A report from the Children's Oncology Group. Blood, 2010, 116 (7): 1045-1050.

[3] 顾龙君. 儿童白血病. 北京：人民卫生出版社, 2017.

[4] BUITENKAMP TD, IZRAELI S, ZIMMERMANN M, et al. Acute lymphoblastic leukemia in children with Down syndrome: A retrospective analysis from the Ponte di Legno study group. Blood, 2014, 123 (1): 70-77.

[5] MALONEY KW. Acute lymphoblastic leukaemia in children with Down syndrome: An updated review. Br J Haematol, 2011, 155 (4): 420-425.

[6] DEROUET A, PETIT A, BARUCHEL A, et al. Impact of therapy in a cohort of unselected children with Down Syndrome-associated acute lymphoblastic leukaemia. Br J Haematol, 2016, 174 (6): 983-985.

[7] SALAZAR EG, LI Y, FISHER BT, et al. Supportive care utilization and treatment toxicity in children with Down syndrome and acute lymphoid leukaemia at free-standing paediatric hospitals in the United States. Br J Haematol, 2016, 174 (4): 591-599.

[8] LEE P, BHANSALI R, IZRAELI S, et al. The biology, pathogenesis and clinical aspects of acute lymphoblastic leukemia in children with Down syndrome. Leukemia, 2016, 30 (9): 1816-1823.

[9] PATRICK K, WADE R, GOULDEN N, et al. Outcome of Down syndrome associated acute lymphoblastic leukaemia

treated on a contemporary protocol. Br J Haematol, 2014, 165 (4): 552-555.

[10] DUNCAN CN, CLARK JJ, SILVERMAN LB. Hematopoietic stem cell transplantation in unique pediatric popula-tions: adolescents, infants, and children with down syndrome. Biol Blood Marrow Transplant, 2013, 19 (1 Suppl): S52-S57.

七、儿童急性髓系白血病
（不包括急性早幼粒细胞白血病）

1. 治疗前评估

	I级推荐	II级推荐	III级推荐
病史与体格检查	人口统计资料： 年龄、性别、民族等 完整的病史采集： 特别是现病史，家族史，生长发育史 体格检查： 生命体征测量，全身皮肤、巩膜、全身浅表淋巴结、肝脾、专科查体	医疗保险类型（农保、城镇医保、商保，各自报销比例）、家庭为单元的年收入	
实验室检查	血常规，外周血涂片，CRP，生化全项，凝血五项，血型、免疫功能（体液免疫＋细胞免疫），乙肝、丙肝、戊肝、梅毒、HIV、EB病毒、CMV、水痘-带状疱疹病毒，支原体，尿便常规		

	Ⅰ级推荐	Ⅱ级推荐	Ⅲ级推荐
心脏	心电图、心脏彩超		
影像学检查	腹部＋盆腔＋睾丸超声、胸部＋腹部＋盆腔 CT，头颅磁共振		脾三维超声
骨髓检查	骨穿，骨髓形态，白血病免疫分型、骨髓染色体核型分析、FISH 方法、融合基因筛查、定量 RT-PCR、急性髓细胞白血病相关基因突变、全转录组测序	骨髓活检（干抽、低增生）、靶向 RT-PCR、NGS 的 MRD	
脑脊液	脑脊液常规、生化、找肿瘤细胞	脑脊液白血病免疫分型及 MRD	
髓系肉瘤	详见髓系肉瘤部分		

2. 诊断

	Ⅰ级推荐	Ⅱ级推荐	Ⅲ级推荐
获取组织的方式	骨髓穿刺、活检、AML 细胞浸润部位的组织	干抽时，可以用外周血代替；阳性有意义，阴性不排除。	骨髓冻存细胞、甲醛固定组织、非脱钙石蜡包埋组织、没有染色的外周血涂片和骨髓涂片、AML 细胞浸润部位的组织，生物标本库
由异常遗传学定义的急性髓系白血病分类	APL 伴 *PML*::*RARA*[a] AML 伴 *RUNX1*::*RUNX1T1* [a] AML 伴 *CBFB*::*MYH11*[a] AML 伴 *DEK*::*NUP214*[a] AML 伴 *RBM15*::*MRTFA* AML 伴 *BCR*::*ABL1* AML 伴 *KMT2A* 重排 [a，b]		

	Ⅰ级推荐	Ⅱ级推荐	Ⅲ级推荐
由异常遗传学定义的急性髓系白血病分类	AML 伴 *MECOM*（*EVI1*）[a, c] AML 伴 *NUP98* 重排 [a] AML 伴 *NPM1* 突变 [a] AML 伴 *CEBPA* 突变 [d] AML，MDS 相关 [e] AML 伴其他的明确的遗传学改变 [f]		
由细胞分化定义的急性髓系白血病的分类	急性髓系白血病微分化型 急性髓系白血病不成熟型 急性髓系白血病成熟型 急性嗜碱性白血病 急性粒 - 单核细胞白血病 急性单核细胞白血病 急性红血病 急性巨核细胞白血病		

	I 级推荐	II 级推荐	III 级推荐
髓系肉瘤	详见髓系肉瘤部分		
睾丸白血病	透光实验、睾丸超声、睾丸活检		
中枢神经系统白血病	CNS1（脑脊液中没有白血病细胞） CNS2（脑脊液中有白血病细胞，白细胞数<5 个 /μl） CNS3（脑脊液中有白血病细胞，白细胞数>5 个 /μl）	脑脊液免疫分型	
复发	形态学复发：白血病细胞>20%，或外周血中再次出现白血病细胞，或出现白血病细胞的髓外浸润者；分子学复发[#]：连续 2 次骨髓和 / 或外周血检测 MRD 转阳性，且 4 周后 MRD 的水平是 4 周前的 10 倍以上。诊断分子学复发需要至少 2 次检测，2 次检测间隔 4 周。		

诊断（续）

	I 级推荐	II 级推荐	III 级推荐
随访 #	治疗结束后每 3~6 个月骨穿查 MRD，直至 2 年	外周血 2~3 个月评估一次（*RUNX1∷RUNX1T1*，*CBFB∷MYH11*）	

注：#MRD 包括流式细胞术、qRT-PCR、FISH 等方法对白血病细胞进行定量检测。其中流式细胞术监测 MRD 建议使用 8 色流式细胞仪，MRD<1×10^{-3} 认为阴性。qRT-PCR 的检测水平达到 10^{-5}，FISH 检测水平达到 10^{-3}。分子水平复发是指 MRD 阴性转阳性，且连续 2 次检测（间隔 4 周）流式或者 qRT-PCR MRD 水平升高 10 倍以上。*RUNX1∷RUNX1T1* 或者 *CBFB∷MYH11* 阳性患者完全缓解后基因可以持续低表达（阳性），但是如果连续两次检测（间隔 4 周），基因拷贝数超过 10 倍以上，需要再次复测，基因拷贝数继续升高者，也考虑分子水平复发。

【注释】

a 标记 "a" 的重现性染色体易位（突变）的 AML 的诊断不再以是否存在白血病细胞作为诊断依据；没有标记 "a" 的其他重现性异位（突变）则以幼稚细胞 ≥ 20% 作为诊断 AML 的依据。

b 涉及 *KMT2A* 的其他融合基因包括 t（4；11）（q21.3；q23.3）/*AFF1∷KMT2A*；t（6；11）（q27；q23.3）/*AFDN∷KMT2A*；t（10；11）（p12.3；q23.3）/*MLLT10∷KMT2A*；t（10；11）（q21.3；q23.3）/*TET1∷KMT2A*；t（11；19）（q23.3；p13.1）/*KMT2A∷ELL*；t（11；19）（q23.3；p13.3）/*KMT2A∷MLLT1*（婴儿和儿童常见）。

c 累及 *MECOM* 重排的其他融合基因包括：t（2；3）（p11~23；q26.2）/*MECOM*::?；t（3；8）（q26.2；q24.2）/*MYC*::*MECOM*；t（3；12）（q26.2；q13.2）/*ETV6*::*MECOM*；t（3；21）（q26.2；q22.1）/*MECOM*::*RUNX1*。

d 包括双等位基因（bi*CEBPA*）以及位于该基因的碱性亮氨酸拉链（bZIP）区域的单个突变（smbZIP-*CEBPA*）。

e 包括明确的细胞遗传学异常，如复杂核型、5q− 或者 −5，−7 或者 7q−，+8，11q−，12p− 或者 −12p，−13 或者 13q−，17p− 或者 −17p，等臂染色体 17q，−20，或者 idic（X）（q13）等；以及 MDS 相关基因突变（*ASXL1*，*BCOR*，*EZH2*，*RUNX1*，*SF3B1*，*SRSF2*，*STAG2*，*U2AF1*，*ZRSR2*）等。

f 目前，本标题下的亚型包括具有罕见基因融合的 AML。

3. 危险分层标准

分层	Ⅰ 级推荐	Ⅱ 级推荐	Ⅲ 级推荐
低危组	AML 伴 *RUNX1*::*RUNX1T1* 不伴 *KIT17* 外显子突变 * AML 伴 *CBFB*::*MYH11* 不伴 *KIT17* 外显子突变 * AML 伴 *KMTA*::*MLLT11* *NPM1* 突变，无 *FLT3-ITD* *CEBPA* 双突变		
中危组	AML 伴 *FLT3-ITD*、AML 伴 *KMTA*::*MLLT3*，以及其他不能归入低危和高危的所有患者		

危险分层标准（续）

分层	Ⅰ级推荐	Ⅱ级推荐	Ⅲ级推荐
高危组	11q23 染色体易位，除外 t（9；11）和 t（1；11）； *MECOM* 受累者； *NUP98* 受累的融合基因； –5 或者 del（5q） *NUP214* 受累者 *ETV6* 受累者 –7 *BCR*∷*ABL1* abn（12p） –17 或者 abn（17p） *CBFA2T3*∷*GLIS2* 复杂核型 *FLT3-ITD* 没有 *NPM1* 突变 *RUNX1* 突变 *ASXL1* 突变 *TP53* 突变（VAF>10%）		

注：*.C-KIT D816 对 *RUNX1*∷*RUNX1T1* 和 *CBFB*∷*MYH11* 白血病具有预后影响，其他的突变位点对预后没有影响，仍归入预后良好组。

4. 治疗（包括髓外白血病预防）

方案	I级推荐	II级推荐	III级推荐
诱导1	基本骨架：阿糖胞苷 + 蒽环类药物，联合高三尖杉酯碱或者依托泊苷 + 腰穿鞘注	*FLT3-ITD/TKD*，吉瑞替尼（IIa 推荐）*IDH1* 突变 艾伏尼布（IIa 推荐）*KIT* 建议 TKI 治疗	减低剂量阿糖胞苷加蒽环类药物加 G-CSF# 鞘内注射
诱导2	基本骨架：阿糖胞苷 + 蒽环类药物，联合高三尖杉酯碱或者依托泊苷 + 靶向药物* + 腰穿鞘注	*FLT3-ITD/TKD*，吉瑞替尼（IIa 推荐）*IDH1* 突变 艾伏尼布（IIa 推荐）*KIT* 建议 TKI 治疗	减低剂量阿糖胞苷加蒽环类药物加 G-CSF# + 靶向药物* + 鞘内注射

治疗（包括髓外白血病预防）（续）

方案	I 级推荐	II 级推荐	III 级推荐
巩固 1	高剂量阿糖胞苷做骨架 + 鞘内注射	*FLT3-ITD/TKD*，吉瑞替尼（IIa 推荐）*IDH1* 突变 艾伏尼布（IIa 推荐）*KIT* 建议 TKI 治疗	
巩固 2	高剂量阿糖胞苷做骨架 + 鞘内注射	*FLT3-ITD/TKD*，吉瑞替尼（IIa 推荐）*IDH1* 突变 艾伏尼布（IIa 推荐）*KIT* 建议 TKI 治疗	
巩固 3*		高剂量阿糖胞苷做骨架：+ 鞘内注射◎	
HSCT	高危患者及部分中危患者在巩固 1 或者 2 后开始		

治疗（包括髓外白血病预防）（续）

方案	Ⅰ级推荐	Ⅱ级推荐	Ⅲ级推荐
髓外白血病预防	三联鞘内注射		
难治复发 AML	福达拉宾/克拉曲滨+阿糖胞苷+G-CSF	地西他滨/阿扎胞苷/克拉屈滨联合减低剂量阿糖胞苷加蒽环类药物加合G-CSF和/或维纳托克	吉奥替尼（GO）、靶向CD33和CLL1（CLEC12A）的免疫治疗、维奈克拉联合地西他滨/阿扎胞苷

注：*. 文献报道巩固治疗使用2个高剂量阿糖胞苷为骨架的方案与3个疗程对长期生存没有差异，是否维持治疗也对生存没有影响。

#. 年龄小、病情重、家里经济条件差、父母治疗意愿不强等情况下，建议使用低剂量诱导缓解治疗方案。

◎. AML常规做4次腰穿和鞘注，合并CNSL时治疗见CNSL部分。

常用治疗方案

药物	剂量和用法	应用时间
诱导方案 #		
IAH:		
Ara-C [1]	100mg/（m²·次）	d1~7，每 12 小时一次静脉注射，共 14 剂
IDA [2]	10mg/（m²·d）	d1、d3、d5，每次静脉滴注 6 小时，共 3 次
HHT	3mg/（m²·d）	d1~5，每日一次静脉滴注，共 5 剂
DAE:		
DNR [2]	50mg/（m²·d）	d2、d4、d6，每次静脉滴注大于 2 小时
Ara-C	100mg/（m²·次）	d1~7，每 12 小时一次静脉注射，共 14 剂
VP16	100mg/（m²·d）	d1~5，每日一次静脉滴注，共 5 剂
IAG [3]		
IDA	5mg/（m²·d）	d1、d3、d5，每次静脉滴注 6 小时，共 3 次
Ara-C	100mg/（m²·次）	d1~10，每 12 小时一次静脉注射，共 20 剂
G-CSF	5μg/（kg·d）	d1~10，每日皮下注射 1 次，共 10 剂
吉瑞替尼 [4]	2mg/（kg·d）（6 岁以下者），最大量 40mg/d	*FLT3-ITD/TKD* 和 *IDH1* 突变发现之日起，口服，28 天一疗程
	1.73mg/（kg·d）（7~14 岁），最大量 80mg/d	
艾伏尼布	250mg/d	

常用治疗方案（续）

药物	剂量和用法	应用时间
巩固治疗⑤		
Ara-C	1~3g/（m²·次）	d1、d2、d3，每 12 小时一次，每次 3 小时，共 6 次
HHT⑥	3mg/（m²·d）	d1~5，每日一次静脉滴注，共 5 剂
HSCT⑦	中危患儿推荐 HLA 全相合的供体移植 高危患儿任何类型的移植均可行	巩固 1 或者 2 后进行
难治复发 AML 诱导治疗		
FLAG/CLAG		
FlU/Cla		
Ara-C	30mg/（m²·d）[5mg/（m²·d）]	d1~5，每日一次静脉滴注，共 5 剂
G-CSF	2g/（m²·d）	d1~5，每日一次静脉滴注，共 5 剂
Dec/Cla+IAG/HAG⑧	5μg/（kg·d）	d0~4，皮下注射，共 5 剂
Dec/Cla		
IDA/HHT	20mg/（m²·d）[5mg/（m²·d）] 5mg/（m²·d）[1mg/（m²·d）]	d1~5，每日一次静脉滴注，共 5 剂 d1、d3、d5，每次静脉滴注 6 小时，共 3 次 / d6~12，每日一次静脉滴注，共 7 剂

常用治疗方案（续）

药物	剂量和用法	应用时间
Ara-C	100mg/（m² · 次）	d1~10，每 12 小时 1 次，静脉注射，共 20 剂
G-CSF	5μg/（kg · d）	d1~10，每日皮下注射 1 次，共 10 剂
维奈克拉	120mg/m²，d1	d1~28，口服，28 天一疗程
	240mg/m²，d2~28	
阿扎胞苷 / 地西他滨	75mg/(m²·d)[20mg/(m²·d)]	d1~7，每日一次静脉注射，共 7 剂 /d1~5，
阿伐替尼 avapritinib	300mg/m²	口服，每日一次
HSCT	任何类型供体均可以	每日一次静脉注射，共 5 剂
支持治疗		
粒细胞缺乏伴发热[⑨]	在取送各种培养后，须立即给予初始经验性治疗，待病原体明确后，再进行针对性治疗	
急性肿瘤溶解综合征	水化、别嘌醇、尿酸氧化酶、纠正电解质紊乱	
DIC	补充血小板和凝血因子，必要时加用抗纤溶药物	
心脏毒性预防	右丙亚胺	
肝肾功能异常	对症处理	

药物	剂量和用法	应用时间
CNSL 预防[⑩]	每个疗程开始前进行腰穿和鞘内注射治疗	

注：Ara-C. 阿糖胞苷；IDA. 去甲氧柔红霉素；HHT. 高三尖杉酯碱；DNR. 柔红霉素；VP-16. 依托泊苷；*L*-ASP. 左旋门冬酰胺酶；G-CSF. 粒细胞集落刺激因子；Flu. 福达拉滨；Cla. 克拉曲滨；Dec. 地西他滨；HSCT. 造血干细胞移植；DIC. 弥漫性血管内凝血；CNSL. 中枢神经系统白血病。

#.高白细胞白血病：WBC ≥ 100×10^9/L，或出现系统性高黏滞血症，根据患儿的一般状况，可以进行白细胞清除术，或者阿糖胞苷（$100mg/m^2$，每 12 小时 1 次）3~5 天，直至 WBC<50×10^9/L，方可进行化疗。阿糖胞苷使用前加甲泼尼龙或者地塞米松可以有效预防瘤溶解综合征发生。

①Ara-C 也有使用 10 天的治疗方案。②Mit 10mg/（$m^2 \cdot d$），静脉滴注 6 小时代替。③疗程也可以延长到 14 天（预激方案）。④FLT3 抑制剂——吉瑞替尼：AML 合并 *FLT3-ITD* 或者 *FLT3-TKD*，明确突变后，立即开始口服吉瑞替尼，注意检测方法的正确性。⑤巩固治疗 2~3 个疗程。⑥VP-16 150mg/（$m^2 \cdot d$），d1~3、Mit 10mg/（$m^2 \cdot d$），d1~2、*L*-ASP 6 000U/（$m^2 \cdot d$），第 4 剂 Ara-C 后 3 小时肌内注射，共 1 次。⑦髓系肉瘤：按照 AML 高危组治疗，除非有低危组的生物学标记物，因为常规化疗复发率高、建议缓解后 HSCT。⑧HHR 1mg/（$m^2 \cdot d$），d1~14，Ara-C 10mg/（$m^2 \cdot d$），每 12 小时 1 次，d1~14 皮下注射，G-CSF 200μg/（$m^2 \cdot d$）（最大量：300μg/d），d1~14 皮下注射，WBC ≥ 20×10^9/L 停用。⑨严重感染时可以加用 G-CSF。G-CSF 能够增加某些亚型 AML 白血病细胞的增殖，休疗期间不推荐预防性使用。⑩第一次腰穿和鞘注，建议外周血 WBC<50×10^9/L 或者第一疗程诱导结束后进行，避免医源性损伤。阿伐替尼：避免本品与强效或中效 CYP3A 抑制剂合用。如果无法避免与中效 CYP3A 抑制剂合用，则将本品的起始剂量从 300mg 每日一次降低至 100mg 每日一次。

最近被美国 FDA 批准治疗 AML 的药物

药物	靶点	批准时间	适应证
midostaurin 米哚妥林	FLT3	2017-04-01	初诊 *FLT3* 阳性的 AML，且年龄 <60 岁 7+3+ 米哚妥林
enasidenib 恩西地平	IDH2	2017-08-01	难治 / 复发 AML 合并 *IDH2* 突变
vyxeos（CPX351） 柔红霉素阿糖胞苷 脂质体	脂质体柔红霉素 阿糖胞苷	2017-08-01	MDS 转化的 AML 和治疗相关的 AML
mylotarg 吉妥珠单抗	CD33	2017-09-01	2 岁以上 CD33 阳性难治复发 AML CD33 阳性新发 AML
ivosidenib* 艾伏尼布	IDH1	2018-06-01	难治 / 复发 AML 合并 *IDH1* 突变
gilteritinib* 吉瑞替尼	*FLT3-ITD*， *FLT3-TKD*	2018-11-28	难治 / 复发 AML 合并 *FLT3* 突变

最近被美国 FDA 批准治疗 AML 的药物（续）

药物	靶点	批准时间	适应证
venetoclax[*] 维奈克拉	BCL2	2018-11-21	年龄>75 岁不适合 7+3 标准方案治疗的 AML，联合去甲基化药物
glasdegib 格拉吉布	SMO 受体	2018-11-21	年龄>75 岁 AML，联合低剂量阿糖胞苷
oral azacitidine 阿扎胞苷口服剂型	DNA 甲基转移酶	2020-09-01	AML 缓解后（CR/CRi）维持治疗
avapritinib[*] 阿伐替尼	*KIT* D816V	2021-03-31	AML 合并 *KIT* D816V 突变者

注：*. 国内批准上市的新药。

按照年龄三联鞘内注射预防 CNSL

年龄 / 岁	MTX/mg	Ara-C/mg	Dex/mg
<1	6	18	2
1~<2	8	24	2.5
2~<3	10	30	3
≥3	12	36	4

参考文献

[1] ARBER DA, BOROWITZ MJ, CESSNA M, et al. Initial diagnostic workup of acute leukemia: Guideline from the College of American Pathologists and the American Society of Hematology. Arch Pathol Lab Med, 2017, 141 (10): 1342-1393.

[2] ARBER DA, ORAZI A, HASSERJIAN R, et al. The 2016 revision to the World Health Organization classification of myeloid neoplasms and acute leukemia. Blood, 2016, 127 (20): 2391-2405.

[3] KLEIN K, DE HAAS V, KASPERS G. Clinical challenges in de novo pediatric acute myeloid leukemia. Expert Rev Anticancer Ther, 2018, 18 (3): 277-293.

[4] SCHUURHUIS GJ, HEUSER M, FREEMAN S, et al. Minimal/measurable residual disease in AML: A consensus

document from the European LeukemiaNet MRD Working Party. Blood, 2018, 131 (12): 1275-1291.

[5] PARK H, YOUK J, KIM I, et al. Comparison of cladribine-and fludarabine-based induction chemotherapy in relapsed or refractory acute myeloid leukaemia. Ann Hematol, 2016, 95 (11): 1777-1786.

[6] QAYED M, AHN KW, KITKO CL, et al. A validated pediatric disease riskindex for allogeneic hematopoietic cell transplantation. Blood, 2021, 137 (7): 983-993.

[7] HU Y, CHEN A, ZHENG X, et al. Ecological principle meets cancer treatment: Treating children with acute myeloid leukemia with low-dose chemotherapy. Natl Sci Rev, 2019, 6 (3): 469-479.

[8] CREUTZIG U, VAN DEN HEUVEL-EIBRINK MM, GIBSON B, et al. Diagnosis and management of acute myeloid leukemia in children and adolescents: Recommendations from an international expert panel. Blood, 2012, 120 (16): 3187-3205.

[9] WILLIER S, ROTHÄMEL P, HASTREITER M, et al. CLEC12A and CD33 coexpression as a preferential target for pediatric AML combinatorial immunotherapy. Blood, 2021, 137 (8): 1037-1049.

[10] RÜCKER FG, AGRAWAL M, CORBACIOGLU A, et al. Measurable residual disease monitoring in acute myeloid leukemia with t (8; 21)(q22; q22. 1): Results from the AML Study Group. Blood, 2019, 134 (19): 1608-1618.

[11] MCCALL D, ROTH M, MAHADEO KM, et al. Gilteritinib combination therapies in pediatric patients with FLT3-mutated acute myeloid leukemia. Blood Adv, 2021, 5 (23): 5215-5219.

[12] STANCHINA M, SOONG D, ZHENG-LIN B, et al. Advances in acute myeloid leukemia: Recently approved therapies and drugs in development. Cancers (Basel), 2020, 12 (11): 3225.

[13] KHOURY JD, SOLARY E, ABLA O, et al. The 5th edition of the World Health Organization Classification of haematolymphoid tumours: Myeloid and histiocytic/dendritic neoplasms. Leukemia, 2022, 36 (7): 1703-1719.

八、急性早幼粒细胞白血病

1. 治疗前评估

	I 级推荐	II 级推荐	III 级推荐
病史与体格检查	完整病史采集： 主诉，现病史，既往史，家族史，生长发育史，疫苗接种史 体格检查： 生命体征测量，全身浅表淋巴结、肝脾、出血相关体征、专科查体		
实验室检查	血常规、血型、外周血涂片、生化全项、DIC相关指标检查、输血前有关传染性病原学检查、尿便常规		

治疗前评估（续）

	Ⅰ级推荐	Ⅱ级推荐	Ⅲ级推荐
影像学检查	心电图、心脏彩超、头部 CT、腹部超声	胸部 + 腹部 CT、头部 MRI	
骨髓检查	骨髓形态，骨髓和 / 或外周血白血病免疫分型、骨髓染色体核型分析、融合基因定量 RT-PCR、FISH		
中枢神经系统	如 CNSL 受累行 MRI 检查，初诊患者不建议腰椎穿刺	如必要脊髓增强核磁	如必要，脑脊液常规、生化、找肿瘤细胞，脑脊液白血病免疫分型

急性早幼粒细胞白血病

2. 诊断

病理诊断

	I 级推荐	II 级推荐	III 级推荐
获取组织的方式	骨髓穿刺	必要时，可采集外周血进行遗传学及分子生物学检查	如必要，骨髓活检
形态学	以异常的颗粒增多的早幼粒细胞为主，且细胞形态较一致，胞质中有大小不均的颗粒，常见 Auer 小体。细胞组化：过氧化物酶强阳性、糖原染色呈阴性或弱阳性		

	I 级推荐	II 级推荐	III 级推荐
流式细胞	① B 系：CD10、CD19、TdT、cyμ、sIgM、CD20、cyCD22、CD22、cyCD79a ② T 系：CD1a、CD2、CD3、CD4、CD5、CD7、CD8、TCRαβ、TCRγδ、cyCD3 ③ 髓系：CD11b、CD13、CD14、CD15、CD33、CD41、CD61、CD64、CD65、CD71、GPA、cyMPO ④ 其他：CD34、HLA-DR、CD117、CD45 ⑤ APL 典型表现：表达 CD13、CD33、CD117 和 MPO，不表达或弱表达 CD34、HLA-DR、CD11b、CD14、CD64、CD56		
细胞遗传学检测	典型为 t（15；17）（q22；q12）。变异型罕见（见注释）		
分子生物学检测	*PML*∷*RARA* 融合基因：98% 以上的 APL 患者存在 *PML*∷*RARA* 融合基因，另有低于 2% 的 APL 患者为其他类型融合基因	NGS 方法	

16 种变异型 APL 染色体和基因异常

RARA- 重排	染色体异常
NPM∶∶*RARA*	t（5：17）（5q35；q12）
NUMA∶∶*RARA*	t（11；17）（q13；q21）
STAT5B∶∶*RARA*	der（17）
PRKAR1A∶∶*RARA*	t（17：17）（q24；q12）
FIP1L1∶∶*RARA*	t（4；17）（q12；q21）
BCOR∶∶*RARA*	t（X；17）（p11；q21）
OBFC2A∶∶*RARA*	t（2；17）（q32；q21）
TBLR1∶∶*RARA*	t（3；17）（q26；q21）
GTF2I∶∶*RARA*	t（7；17）（q11；q21）
IRF2BP2∶∶*RARA*	t（1；17）（q42；q21）

16 种变异型 APL 染色体和基因异常（续）

RARA- 重排	染色体异常
STAT3::*RARA*	t（17；17）（17q21；q12）
FNDC3B::*RARA*	t（1；17）（q42；q21）
ZBTB16::*RARA*	t（11；17）（11q23；q12）
NUP98::*RARA*	t（11；17）（p15；q21）
TFG::*RARA*	t（3；14；17）（q12；q11；q21）
TNRC18::*RARA*	t（7；17）（p22；q21）

注：① 5% 的 APL 患者核型正常。常规染色体检测有时还可发现除 t（15；17）以外的附加染色体异常。②实时定量 PCR（RQ-PCR）可在 99% 的典型 APL 患者中检出 *PML*::*RARA* 融合基因，但仍有 1% 的 APL 患者可出现假阴性。

急性早幼粒细胞白血病

诊断预后分层

诊断要点	内容
1	FAB 分型为 AML-M3
2	WHO 2016 年分型为伴重现性遗传学异常急性髓系白血病亚型下的 APL 伴 *PML∷RARA* 阳性
3	*PML∷RARA* 融合基因阳性或染色体 /FISH 证实 t（15；17）（q22；q12）时可确诊
4	变异型 APL 的诊断标准：具有 APL 的临床特征、细胞形态学表现，细胞遗传学或分子生物学检测发现（病理分型见注释）

3. 危险分层标准

分层	内容
低危组	初诊 WBC < 10×10^9/L
高危组	初诊 WBC ≥ 10×10^9/L 或低危组维持治疗前未达到分子生物学缓解

4. 治疗

初治典型 t（15；17）APL 患者

	Ⅰ级推荐	Ⅱ级推荐	Ⅲ级推荐
低危组	ATRA+砷剂（无化疗）方案（首选）方案 1 （1A 类）		ATRA+化疗方案（砷剂不耐受或无砷剂药品）方案 2（备选）（3 类）
高危组	ATRA+砷剂+化疗诱导、化疗巩固 3 个疗程、ATRA/砷剂维持 2 年（方案 3） （1A 类）	ATRA+砷剂+化疗诱导、ATRA+砷剂巩固 2 个疗程、ATRA/6-MP/MTX 维持 2 年（方案 4）（2A 类）	ATRA+砷剂+化疗诱导、ATRA/砷剂巩固 7 个月（方案 5）（3 类）
难治及复发（包括分子学复发）治疗		ATRA+砷剂±化疗诱导、腰穿筛查 CNSL。分子转阴行自体移植，分子不转阴行异基因移植（方案 6） （2B 类）	临床试验、异基因移植 （3 类）

常用化疗方案 1

药物	剂量和用法	应用时间
诱导方案		
全反式维 A 酸	$15\sim25mg/m^2$，口服	
+		
亚砷酸	$0.15mg/m^2$（最大 10mg），持续静脉滴注	约 30 天
或		
复方黄黛片	$50\sim60mg/m^2$，口服	
羟基脲	治疗前 WBC$(4\sim10)\times10^9$/L，$10\sim40mg/(m^2\cdot d)$，$2\sim3$ 次 /d，口服	d1~7
治疗中 WBC>10× 10^9/L 时，酌情加用 蒽环类药物或 阿糖胞苷		
巩固 + 维持方案		
全反式维 A 酸	$15\sim25mg/m^2$，口服	2 周 + 间歇 2 周为一疗程，共 7 个疗程
+		
亚砷酸	$0.15mg/m^2$（最大 10mg）静脉注射	4 周 + 间歇 4 周为一疗程，共 4 个疗程
或		
复方黄黛片	$50\sim60mg/m^2$，口服	

常用化疗方案 2

药物	剂量和用法	应用时间
诱导方案		
全反式维 A 酸 +	15~25mg/m^2，口服	直至 CR
柔红霉素 或	40mg/（m^2·d），持续静脉滴注	d2、d4、d6
去甲氧柔红霉素	10mg/（m^2·d），持续静脉滴注	
治疗中 WBC>10×10^9/L 时，酌情加用蒽环类药物或阿糖胞苷		
巩固方案		
全反式维 A 酸 +	15~25mg/m^2，口服	2 周
柔红霉素 或	40mg/（m^2·d），持续静脉滴注	1~3 天
去甲氧柔红霉素	8~10mg/（m^2·d），持续静脉滴注	之后休息 28 天，以上为一个疗程，共 2 个疗程
维持方案		
全反式维 A 酸 +	15~25mg/（m^2·d）	d1~14
6- 巯嘌呤	50~90mg/（m^2·d）	d15~90
甲氨蝶呤	5~15mg/（m^2·周）	共 11 次
CNSL 预防 6 次		

药物	剂量和用法	应用时间
诱导方案		
全反式维 A 酸 + 亚砷酸 或复方黄黛片 蒽环类或者蒽醌类药物 控制白细胞计数增高	15~25mg/m², 口服 0.15mg/m²（最大 10mg）, 静脉注射 50~60mg/m², 口服	30 天
巩固方案（方案可选，共 3 个疗程）		

HA 方案
  高三尖杉酯碱
  阿糖胞苷
	1~2mg/（m²·d）
	100mg/（m²·d）
		d1~7
		d1~5

MA 方案
  米托蒽醌
  阿糖胞苷
	6~8mg/（m²·d）
	100mg/（m²·d）
		d1~3
		d1~5

常用化疗方案 3（续）

药物	剂量和用法	应用时间
DA 方案		
柔红霉素	40mg/（m² · d）	d1~3
阿糖胞苷	100mg/（m² · d）	d1~5
IA 方案		
去甲氧柔红霉素	8mg/（m² · d）	d1~3
阿糖胞苷	100mg/（m² · d）	d1~5
维持方案		
全反式维 A 酸 +	15~25mg/m²，口服	14 天，休 14 天（第 1 个月）
亚砷酸	0.15mg/m²（最大 10mg），静脉注射	14 天，休 14 天（第 2、3 个月）
或		
复方黄黛片	50~60mg/m²，口服	以上为一个疗程，完成 8 个疗程，总计约 2 年维持期

注：若第 3 次巩固化疗后未达到分子学转阴，可加用去甲氧柔红霉素［8mg/（m² · d），d1~3］和阿糖胞苷（1.0/m²，每 12 小时 1 次，d1~3），必须达到分子学转阴后方可开始维持治疗。

常用化疗方案 4

药物	剂量和用法	应用时间
诱导方案		
全反式维 A 酸 + 亚砷酸	$15\sim25mg/m^2$，口服 $0.15mg/m^2$（最大 10mg），静脉注射	d1~36 d9~36
去甲氧柔红霉素	$8mg/(m^2 \cdot d)$，持续静脉滴注	d2、d4、d6、d8
治疗中 $WBC>10 \times 10^9/L$ 时，酌情加用蒽环类药物或阿糖胞苷		
巩固方案（2 疗程）		
全反式维 A 酸 + 亚砷酸	$15\sim25mg/m^2$，口服 $0.15mg/m^2$（最大 10mg），静脉注射	4 周 + 间歇 2 周为一疗程，共 7 个疗程 4 周 + 间歇 4 周为一疗程，共 4 个疗程
第 2 疗程 全反式维 A 酸	$15\sim25mg/m^2$，口服	d1~7，d15~21，d29~35
亚砷酸	$0.15mg/m^2$（最大 10mg），静脉注射	d1~5，d8~12，d15~9，d22~26，d29~33
维持治疗		
全反式维 A 酸 + 6- 巯嘌呤	$15\sim25mg/(m^2 \cdot d)$ $50\sim90mg/(m^2 \cdot d)$	d1~14 d15~90
甲氨蝶呤	$5\sim15mg/(m^2 \cdot 周)$	共 11 次 每 3 个月一个疗程，共 8 个疗程，总计维持期 2 年

急性早幼粒细胞白血病

常用化疗方案 5

药物	剂量和用法	应用时间
诱导方案		
全反式维 A 酸 + 复方黄黛片 + 短程小剂量化疗 阿糖胞苷 + 羟基脲	$15\sim25mg/m^2$，口服 $50\sim60mg/m^2$，口服 $40\sim100mg/(m^2 \cdot d)$	总计约 30 天
或 + 柔红霉素	$10\sim40mg/(m^2 \cdot d)$ 分 2~3 次口服 $40mg/(m^2 \cdot d)$	直到 WBC 降至 $10 \times 10^9/L$ d2、d3
巩固方案		
全反式维 A 酸	$15\sim25mg/m^2$，口服	2 周 + 间歇 2 周为一疗程，共 7 个疗程
亚砷酸 或复方黄黛片 CNSL 预防 IT：2 次	$0.15mg/m^2$（最大 10mg），静脉注射 $50\sim60mg/m^2$，口服	4 周 + 间歇 4 周为一疗程，共 4 个疗程

常用化疗方案 6

一般采用亚砷酸 + 全反式维 A 酸 ± 蒽环类化疗进行再次诱导治疗。诱导缓解后必须进行鞘内注射，预防中枢神经系统白血病（CNSL）。达再次 CR 者进行 *PML*∷*RARA* 融合基因检测，融合基因转阴性者行自体造血干细胞移植或亚砷酸 + 维 A 酸巩固治疗（不适合移植者）6 个疗程，融合基因仍为阳性者进入临床研究或行异基因造血干细胞移植。再诱导未缓解者可加入临床研究或行异基因造血干细胞移植。

初诊变异型 APL 的治疗

RARA- 重排	染色体异常	报道病例数	ATRA 敏感性	ATO 敏感性
NPM∷*RARA*	t（5；17）（5q35；q12）	？	敏感	未检测
NUMA∷*RARA*	t（11；17）（q13；q21）	1	敏感	未检测
STAT5b∷*RARA*	der（17）	9	反应差	反应差
PRKAR1A∷*RARA*	t（17；17）（q24；q12）	1	敏感	敏感
FIP1L1∷*RARA*	t（4；17）（q12；q21）	2	1 例敏感	未检测
BCOR∷*RARA*	t（X；17）（p11；q21）	2	2 例敏感	未检测

初诊变异型 APL 的治疗（续）

RARA- 重排	染色体异常	报道病例数	ATRA 敏感性	ATO 敏感性
OBFC2A∷*RARA*	t（2；17）（q32；q21）	1	1 例体外敏感	未检测
TBLR1∷*RARA*	t（3；17）（q26；q21）	1	不敏感	未检测
GTF2I∷*RARA*	t（7；17）（q11；q21）	1	敏感	敏感
IRF2BP2∷*RARA*	t（1；17）（q42；q21）	3	敏感	敏感
FNDC3B∷*RARA*	t（1；17）（q42；q21）	1	敏感	敏感
ZBTB16∷*RARA*	t（11；17）（11q23；q12）	>30	反应差	反应差
NUP98∷*RARA*	t（11；17）（p15；q21）	1	敏感	未检测
TFG∷*RARA*	t（3；14；17）（q12；q11；q21）	1	敏感	未检测
TNRC18∷*RARA*	t（7；17）（p22；q21）	1	不敏感	不敏感

急性早幼粒细胞白血病

诊治流程和支持治疗

	I 级推荐	II 级推荐	III 级推荐
诊断流程		确诊靠 *PML*∷*RARA*（或变异型）分子检测 除了 FISH，其他 RT-PCR，RQ-PCR 或者 PML-抗体免疫荧光可以辅助快速诊断	一旦怀疑 APL 按照急诊处理到有经验的综合医院的血液病中心、快速启动治疗
凝血异常的处理	一旦怀疑 APL 立刻用全反式维 A 酸 输注单采血小板以维持 PLT ≥ （30~50）× 10⁹/L；输注纤维蛋白原、冷沉淀、凝血酶原复合物和冰冻血浆维持 FIB＞1 500mg/L 及 PT 和 APTT 值接近正常	每日监测 DIC 相关指标直至凝血功能正常。如有纤溶异常，应快速给予全反式维 A 酸	肝素、氨甲环酸、抗凝和抗纤溶药物不建议常规应用 PICC、腰穿、气管镜等在诱导期避免进行 APL 诱导治疗期间不主张应用 G-CSF

急性早幼粒细胞白血病

诊治流程和支持治疗（续）

	Ⅰ级推荐	Ⅱ级推荐	Ⅲ级推荐
治疗前高白细胞的处理		立刻降细胞处理，羟基脲、阿糖胞苷、柔红霉素、去甲氧柔红霉素。避免常规剂量或大剂量化疗 高白细胞APL患者的治疗：不推荐白细胞分离术。可给予水化及化疗药物	糖皮质激素预防分化综合征

【注释】

分化综合征、心脏毒性、CNSL 的处理

（1）APL 分化综合征：临床表现有不明原因发热、呼吸困难、胸腔或心包积液、肺部浸润、肾衰竭、低血压、体重增加 5kg 或较同时段基础体重增加 10%，符合 2~3 个者属于轻度分化综合征，符合 4 个或更多个者属于重度分化综合征。分化综合征的发生通常发生于初诊或复发患者，WBC > 10×10^9/L 并持续增长者，应考虑停用 ATRA 或亚砷酸减量，并密切关注体液容量负荷和肺功能状态，尽早使用地塞米松 10mg/（$m^2 \cdot d$）（最大量 10mg/d），分 1~2 次使用，症状好转后应减停，一般不超过 2 周。

（2）砷剂不良反应监测：治疗前进行心电图（评估有无 QT 间期延长）检查，外周血的肝功能和肾功能相关检查；同时要注意口服砷剂患者的消化道反应。

（3）中枢神经系统白血病（CNSL）的预防和治疗：低危 APL 患者，全反式维 A 酸联合砷剂作为一线治疗方案中不建议预防性鞘内治疗；高危 APL 或复发患者，因发生 CNSL 的风险增加，对这些患者应进行至少 2~6 次预防性鞘内治疗。对于已诊断 CNSL 患者，按照 CNSL 常规鞘内方案执行。

5. 疗效评价和监测

（1）诱导阶段评估：ATRA 的诱导分化作用可以维持较长时间，在诱导治疗后较早行骨髓评价可能不能反映实际情况。因此，骨髓形态学评价一般在第 4~6 周、血细胞计数恢复后进行，此时，细胞遗传学一般正常，而 *PML::RARA* 转录本在多数患者仍为阳性。完全缓解标准同其他 AML。

（2）微小残留病（MRD）监测：建议采用定量 PCR 监测骨髓 *PML::RARA* 转录本水平，治疗期间建议 2~3 个月进行一次分子学反应评估，持续监测 2~3 年。上述融合基因持续阴性者继续维持治疗，融合基因转阳性者 4 周内复查。复查阴性者继续维持治疗，确实阳性者按复发处理。流式细胞术因对于 APL 的 MRD 敏感性显著小于定量 PCR，因此不建议单纯采用流式细胞术对 APL 进行 MRD 监测。停止用药治疗后，MRD 每 6 个月评估一次。

按年龄预防治疗鞘内注射剂量

年龄 / 岁	阿糖胞苷 /mg	地塞米松 /mg
<1	15	2.5
1~3	25	2.5
>3	35	5

[1] PLATZBECKER U, AVVISATI G, CICCONI L, et al. Improved outcomes with retinoic acid and arsenic trioxide compared with retinoic acid and chemotherapy in non-high-risk acute promyelocytic leukemia: Final results of the randomized Italian-German APL0406 Trial. J Clin Oncol, 2017, 35 (6): 605-612.

[2] SANZ MA, FENAUX P, TALLMAN MS, et al. Management of acute promyelocytic leukemia: Updated recommendations from an expert panel of the European Leukemia Net. Blood, 2019, 133 (15): 1630-1643.

[3] BURNETT AK, RUSSELL NH, HILLS RK, et al. Arsenic trioxide and all-trans retinoic acid treatment for acute promyelocytic leukaemia in all risk groups (AML17): Results of a randomised, controlled, phase 3 trial. Lancet Oncol, 2015, 16 (13): 1295-1305.

[4] 中华医学会血液学分会, 中国医师协会血液科医师分会. 中国急性早幼粒细胞白血病诊疗指南 (2018 年版). 中华血液学杂志, 2018, 39(3): 179-183.

[5] TESTI AM, PESSION A, DIVERIO D, et al. Risk-adapted treatment of acute promyelocytic leukemia: Results from the International Consortium for Childhood APL. Blood, 2018, 132 (4): 405-412.

[6] ILAND HJ, COLLINS M, BRADSTOCK K, et al. Use of arsenic trioxide in remission induction and consolidation therapy for acute promyelocytic leukaemia in the Australasian Leukaemia and Lymphoma Group (ALLG) APML4 study: A non-randomised phase 2 trial. Lancet Haematol, 2015, 2 (9): e357-e366.

[7] ASOU N, FUJITA H, SHINAGAWA K. JSH Guideline for tumors of hematopoietic and lymphoid tissues: Leukemia: 2. Acute promyelocytic leukemia (APL). Int J Hematol, 2017, 106 (4): 459-470.

[8] 儿童急性早幼粒细胞白血病诊疗规范 (2018 年版).[2023-03-01]. http://www.nhc.gov.cn/yzygj/s7653/201810/aef-

82930c1af4fc5bf325938e2fcb075.shtml.

[9] NAYMAGON L, MASCARENHAS J. Hemorrhage in acute promyelocytic leukemia: Can it be predicted and prevented ?. Leuk Res, 2020, 94: 106356.

[10] ZHU HH, HU J, LO-COCO F, et al. The simpler, the better: Oral arsenic for acute promyelocytic leukemia. Blood, 2019, 134 (7): 597-605.

[11] CHONG ML, CHENG H, XU P, et al. TFG-RARA: A novel fusion gene in acute promyelocytic leukemia that is responsive to all-trans retinoic acid. Leuk Res, 2018, 74: 51-54.

[12] WANG Z, WEN L, ZHANG L, et al. Identification of a novel TNRC18-RARA fusion in acute promyelocytic leukemia lacking t (15; 17)(q24; q12)/PML-RARA. Mol Carcinog, 2021, 60 (2).

急性早幼粒细胞白血病

九、唐氏综合征相关急性髓系白血病

1. 治疗前评估

	I 级推荐	II 级推荐	III 级推荐
病史与体格检查	完整病史采集： 年龄，主诉，现病史，产前筛查史，既往史，家族史，生长发育史，疫苗接种史等 体格检查： 生命体征测量，重点关注特殊面容、生长发育、智力、心脏体征及身体畸形、全身浅表淋巴结、腹部体征		
实验室检查	血常规，外周血涂片，CRP，生化全项，凝血功能，免疫功能（体液免疫 + 细胞免疫），甲状腺功能，病毒学指标（乙肝、戊肝、梅毒、艾滋病病毒、EB 病毒、CMV、TORCH 抗体），PPD 皮试，支原体，尿便常规	T-SPOT 实验、甲肝、水痘 - 带状疱疹病毒（VZV）、单纯疱疹病毒（HSV）、人疱疹病毒 6 型（HHV6）、细小病毒 B19	

治疗前评估（续）

	I级推荐	II级推荐	III级推荐
影像学检查	心电图、心脏超声、腹部超声、甲状腺超声、消化道超声、睾丸或子宫卵巢超声、胸部CT		
骨髓检查	骨髓细胞形态学、白血病免疫分型（流式细胞学）、染色体核型分析、分子生物学检测（融合基因RT-PCR）、急性髓细胞白血病相关基因突变（二代测序，含 GATA1 基因突变）[1]	细胞遗传学（FISH方法）、骨髓活检（干抽、低增生），干抽时，可以用外周血代替	
中枢神经系统	头颅磁共振，脑脊液常规、生化、找肿瘤细胞	脑脊液白血病免疫分型，脊髓磁共振	

2. 诊断

	I 级推荐	II 级推荐	III 级推荐
	在确诊唐氏综合征前提下，根据骨髓 MICM 分型确诊 ML-DS		
形态学 [1]	FAB 分型（除去 M3），一般为 M0、M6、M7 原粒细胞微分化型（M0） 原粒细胞白血病未分化型（M1） 原粒细胞白血病部分分化型（M2） 粒 - 单核细胞白血病（M4） 单核细胞白血病（M5） 红白血病（M6） 急性巨核细胞白血病（M7） 骨髓增生异常综合征（MDS）	骨髓活检	

	Ⅰ级推荐	Ⅱ级推荐	Ⅲ级推荐
流式细胞[1]	不表达 B 系：CD10、CD19、TdT、cyμ、sIgM、CD20、cyCD22、CD22、cyCD79a 不表达 T 系：CD1a、CD2、CD3、CD5、CD7、CD8、TCRαβ、TCRγδ、cyCD3 大多数表达：CD34、CD117、CD11b、CD13、CD14、CD15、CD33、CD36、CD56、CD41、CD42、CD61、CD64、CD65、CD71、cyMPO、CD7，CD4、CD110、IL3R，50% 病例 CD34 阴性，30% 病例 CD56、CD41 阴性	骨髓活检免疫组化用 CD41、CD42b 及 CD61 对于鉴别原始巨核细胞特别有用	
遗传及基因检测[1,2]	必须具备唐氏综合征特有的染色体核型类型： 标准型：47，XY（或 XX），+21 异位型：D/G 易位、G/G 易位 嵌合型：46，XY（或 XX）/47，XY（或 XX），+21		

唐氏综合征相关急性髓系白血病

诊断（续）

	I 级推荐	II 级推荐	III 级推荐
遗传及基因检测 [1, 2]	绝大多数检测到 *GATA1* 突变 6 个月 ~4 岁（含 4 岁）：有或无 *GATA1* 突变 4~6 岁：有 *GATA1* 突变 还可伴有 WHO 分型中髓系肿瘤及系列不明白血病基因亚型： t（8；21）（q22；q22.1）；*RUNX1::RUNX1T1*； inv（16）（p13；lq22）或 t（16；16）（p13.1；lq22）； *CBFB::MYH11*； t（9；11）（p21.3；q23.3）；*KMT2A::MLLT3*		

注：ML-DS. 唐氏综合征相关急性髓系白血病。

3. 危险分层标准

Ⅰ级推荐	Ⅱ级推荐	Ⅲ级推荐
目前国际、国内尚无明确危险度分组标准 不良预后因素： 1. 年龄>4岁 2. 无 *GATA1* 突变 3. 第1个诱导化疗疗效不佳 4. 伴有 +8	只有标准型 47，XX/XY， +21 染色体核型异常 伴有 +8，–7/7q–	

注：年龄<2岁预后好；性别、外周血高白细胞与预后无关；FAB 形态学分型与预后无关；MDS 转化的 AML 与预后无关；在 ML-DS 中细胞遗传学改变在决定预后中的作用不如非 DS-AML 明确；有无暂时性骨髓增殖失调（TMD）与预后无关[2-4, 9]。

4. 治疗

日本儿科白血病 / 淋巴瘤研究组 (JPLSGAML-D05) 治疗计划 [5]

	Ⅰ级推荐	Ⅱ级推荐	Ⅲ级推荐
	诱导方案 1：CET 评估后分组	诱导方案 1：DA 柔红霉素 25mg/（$m^2 \cdot d$），d1~3 阿糖胞苷 100mg/（$m^2 \cdot d$），d1~7	
低危组（完全缓解）	强化方案 1：CET 强化方案 2：CT 强化方案 3：CET 强化方案 4：CT		
高危组（未完全缓解）	诱导方案 2：cCVT 诱导方案 3：hCE 完全缓解后继续给予 强化治疗 强化方案 1：cCVT 强化方案 2：hCE 强化方案 3：cCVT		

具体化疗方案（JPLSGAML-D05）

药物	剂量和用法	应用时间
诱导方案 1		
吡柔比星	25mg/（m² · d），持续静脉滴注 1 小时	d1~2
阿糖胞苷	100mg/（m² · d），持续静脉滴注 1 小时	d1~7
依托泊苷	150mg/（m² · d），持续静脉滴注 2 小时	d3~5
诱导方案 2		
吡柔比星	40mg/m²，持续静脉滴注 1 小时	d1
长春新碱	1mg/m²，静脉注射	d2
阿糖胞苷	100mg/（m² · d），持续静脉滴注 24 小时	d1~7
诱导方案 3		
阿糖胞苷	1g/m²，每 12 小时 1 次，持续静脉滴注 2 小时	d1~5
依托泊苷	100mg/（m² · d），持续静脉滴注 2 小时	d2~4
低危组		
强化方案 1		
吡柔比星	25mg/（m² · d），持续静脉滴注 1 小时	d1~2
阿糖胞苷	100mg/（m² · d），持续静脉滴注 1 小时	d1~7
依托泊苷	150mg/（m² · d），持续静脉滴注 2 小时	d3~5

唐氏综合征相关急性髓系白血病

药物	剂量和用法	应用时间
强化方案 2		
吡柔比星	25mg/（m² · d），持续静脉滴注 1 小时	d1~2
阿糖胞苷	100mg/（m² · d），持续静脉滴注 1 小时	d1~7
交替重复 1、2 方案共 4 个疗程		
高危组		
强化方案 1		
吡柔比星	40mg/m²，持续静脉滴注	d1
长春新碱	1mg/m²，静脉注射	d2
阿糖胞苷	100mg/（m² · d），持续静脉滴注 24 小时	d1~7
强化方案 2		
阿糖胞苷	1g/m² 每 12 小时 1 次，持续静脉滴注 2 小时	d1~5
依托泊苷	100mg/（m² · d），持续静脉滴注 2 小时	d2~4
强化方案 3 同方案 1 共 3 个疗程		

注：方案中无鞘内注射。

复发后的治疗	一旦复发，预后差
	可用用硼替佐米（BTZ）、双硫仑螯合氯化铜（DSF/Cu）联合化疗（Ⅱ级推荐）
	异基因造血干细胞移植（Ⅰ级推荐）

注：唐氏综合征相关急性髓系白血病（ML-DS）包括 MDS 和 AML，20 世纪 70 年代认为预后差，应用常规的 AML 密集的强化疗方案，大部分患儿很难耐受。20 世纪 90 年代后多中心的基础与临床研究对 ML-DS 的生物学特性更透彻，普遍认为对蒽环类及阿糖胞苷敏感度远远高于非唐氏 AML，中枢神经系统白血病发病率极低，所以近些年减少化疗剂量后 5 年 OS 值>80%。但是，年龄大于 4 岁或未检测到 GATA1 基因突变预后不良，应按照非 DS-AML 方案化疗[2-5, 7-10]。

美国儿童肿瘤协作组 (COGA2971) 治疗计划[6]

	Ⅰ级推荐	Ⅱ级推荐	Ⅲ级推荐
标准组	诱导方案（CITAD） 强化方案（HD Ara-C；L-Asp） 中枢巩固治疗（IT，Ara-C） 总治疗时间为半年（1A 类）		
难治及复发治疗	异基因造血干细胞移植（2A 类）		

具体化疗方案（COGA2971 方案）

药物	剂量和用法	应用时间
诱导方案（CITAD×4 循环）		
6- 巯鸟嘌呤	100mg/（m^2·d），口服	d0~3
阿糖胞苷	200mg/（m^2·d），持续静脉滴注	d0~3
柔红霉素	20mg/（m^2·d），静脉注射	d0~3
IT	阿糖胞苷（按年龄选择剂量）	d0
强化方案		
大剂量阿糖胞苷	3g/m^2，每 12 小时 1 次，静脉注射 3 小时	d0、d1、d7、d8（共 8 剂）
L-Asp	6 000U/m^2，肌内注射，阿糖胞苷后 3 小时	d1、d8
中枢巩固方案		
IT	20mg，0~12 个月	
阿糖胞苷（按年龄）	30mg，13~24 个月	（1 次 / 周，共 3 次）
	50mg，25~35 个月	
	70mg，≥36 个月	

注：鞘内注射药物可参照国内儿童 AML 按照年龄三联鞘内注射用量。

年龄 / 岁	MTX/mg	Ara-C/mg	Dex/mg
<1	6	18	2
1~<2	8	24	2.5
2~<3	10	30	3
≥3	12	36	4

柏林 - 法兰克福 - 明斯特（BFM）协作组（ML-DS2006）方案

	I 级推荐	II 级推荐	III 级推荐
	诱导方案（AIE） 强化方案（AI、HAM、HA） 中枢神经系统白血病预防治疗（IT，Ara-C） 维持化疗 1.5 年		

唐氏综合征相关急性髓系白血病

药物	剂量和用法	应用时间
诱导方案		
AIE：		
阿糖胞苷	100mg/（m²·d），静脉滴注	d1~2
	100mg/m²，每12小时1次，静脉滴注	d3~8
去甲氧柔红霉素	8mg/（m²·d），静脉滴注	d3、d5、d7
依托泊苷	150mg/（m²·d），静脉滴注	d6、d7、d8
强化方案		
AI：		
阿糖胞苷	500mg/（m²·d），静脉滴注	d1~4
去甲氧柔红霉素	5mg/（m²·d），静脉注射	d3、d5
HAM：		
阿糖胞苷	1g/m²，每12小时1次，静脉滴注	d1~3
米托蒽醌	7mg/（m²·d），静脉滴注	d3、d4
HA：		
阿糖胞苷	3g/m²，每12小时1次，静脉滴注	d1~3

具体化疗方案（ML-DS2006）（续）

药物	剂量和用法	应用时间
中枢神经系统白血病预防		
IT 阿糖胞苷（按年龄） 每组化疗前给予	20~40mg	共4次
维持化疗		
6-巯基嘌呤 阿糖胞苷	40mg/（m² · d），口服 40mg/（m² · d），皮下注射	q.d. d1~4，每4周1疗程

注：患者在每个治疗组开始时鞘内注射阿糖胞苷（共4次，每次剂量20~40mg，按年龄）作为中枢神经系统预防。如原发性中枢神经系统受累的患者必须每周进行鞘内注射，至脑脊液正常，然后再鞘内注射1次，至少鞘内注射3次。每轮化疗基本间隔28天，化疗前患儿一般情况良好，没有感染、黏膜炎或发热的临床正常，血常规中性粒细胞数>10×10⁹/L，血小板计数>80×10⁹/L。

诱导治疗第28天及每轮化疗前评估骨髓缓解情况。

诱导治疗第28天骨髓原始细胞<5%，为反应良好，可将后期HA剂量由3g/m²，每12小时1次，改为1g/m²，每12小时1次。

复发的ML-DS患儿应进行个体化治疗，但需考虑到毒性风险。

[1] ARBER DA, ORAZI A, HASSERJIAN R, et al. The 2016 revision to the World Health Organization classification of myeloid neoplasms and acute leukemia. Blood, 2016, 127 (20): 2391-2405.

[2] TERUI K, TOKI T, TAGA T, et al. Highly sensitive detection of GATA1 mutations in patients with myeloid leukemia associated with Down syndrome by combining Sanger and targeted next generation sequencing. Genes Chromosomes Cancer, 2020, 59 (3): 160-167.

[3] UFFMANN M, RASCHE M, ZIMMERMANN M, et al. Therapy reduction in patients with Down Syndrome Myeloid Leukemia: The international ML-DS 2006 trial. Blood, 2017, 129 (25): 3314-3321.

[4] HASLE H, ABRAHAMSSON J, AROLA M, et al. Myeloid leukemia in children 4 years or older with Down syndrome often lacks GATA1 mutation and cytogenetics and risk of relapse are more akin to sporadic AML. Leukemia, 2008, 22 (7): 1428-1430.

[5] TAGA T, WATANABE T, TOMIZAWA D, et al. Preserved high probability of overall survival with significant reduction of chemotherapy for myeloid leukemia in Down syndrome: A nationwide prospective study in Japan. Pediatr Blood Cancer, 2016, 63 (2): 248-254.

[6] SORRELL AD, ALONZO TA, HILDEN JM, et al. Favorable survival maintained in children who have myeloid leukemia associated with Down syndrome using reduced-dose chemotherapy on Children's Oncology Group trial A2971: A report from the Children's Oncology Group. Cancer, 2012, 118 (19): 4806-4814.

[7] KUDO K, KOJIMA S, TABUCHI K, et al. Prospective study of a pirarubicin, intermediate-dose cytarabine, and eto-poside regimen in children with Down syndrome and acute myeloid leukemia: The Japanese Childhood AML Coop-

erative Study Group. J Clin Oncol, 2007, 25 (34): 5442-5447.

[8] RAO A, HILLS RK, STILLER C, et al. Treatment for myeloid leukaemia of Down syndrome: population-based experience in the UK and results from the Medical Research Council AML 10 and AML 12 trials. Br J Haematol, 2006, 132 (5): 576-583.

[9] MATEOS MK, BARBARIC D, BYATT SA, et al. Down syndrome and leukemia: Insights into leukemogenesis and translational targets. Transl Pediatr, 2015, 4 (2): 76-92.

[10] JASTANIAH W, ALSULTAN A, AL DAAMA S, et al. Treatment results in children with myeloid leukemia of Down syndrome in Saudi Arabia: A multicenter SAPHOS leukemia group study. Leuk Res, 2017, 58: 48-54.

[11] AL-KERSHI S, GOLNIK R, FLASINSKI M, et al. Recommendations for diagnosis and treatment of children with transient abnormal myelopoiesis (TAM) and myeloid leukemia in Down syndrome (ML-DS). Klin Padiatr, 2021, 233 (6): 267-277.

十、髓系肉瘤

髓系肉瘤（myeloid sarcoma，MS）是由髓系原始或幼稚细胞在骨髓以外增生和浸润构成的一个或多个肿瘤性包块，曾称粒细胞肉瘤、绿色瘤、髓外白血病。分为孤立性 MS 和 MS 并白血病（白血病髓外浸润）两种类型。

1. 治疗前评估

	Ⅰ级推荐	Ⅱ级推荐	Ⅲ级推荐
病史与体格检查	完整病史采集： 主诉，现病史，既往史，家族史，生长发育史，疫苗接种史 体格检查： 生命体征测量，全身浅表淋巴结、肝脾、腹部体征、专科查体		
实验室检查	血常规，CRP，生化全套，凝血五项，免疫功能（体液免疫 + 细胞免疫），病毒学指标（乙肝、戊肝、梅毒、HIV、EB 病毒、CMV、TORCH 抗体），铁蛋白，尿便常规		

	I 级推荐	II 级推荐	III 级推荐
影像学检查	心电图、心脏彩超、体表肿物的超声、胸部 + 腹部 + 盆腔 CT、颅脑 MRI（1A 类）	局部 MRI，PET/CT（1B 类）	
骨髓检查	两部位骨穿、骨髓活检、骨髓白血病免疫分型、骨髓染色体核型分析、融合基因检测（1A 类）		
组织活检	病理及免疫组化	肿瘤组织的荧光原位杂交（FISH）分析（2A 类）	

髓系肉瘤

185

2. 诊断

	Ⅰ级推荐	Ⅱ级推荐	Ⅲ级推荐
组织病理	确诊关键，典型表现为不同成熟阶段的髓细胞浸润，包括粒细胞和单核细胞，导致受累部位组织结构受损。肿瘤细胞形态多样，可呈线状或鱼群状排列。绝大多数细胞体积较小或中等，胞质轻度嗜碱性或嗜酸性，核质比较高。细胞核通常为圆形、椭圆形、肾形及分叶状。幼稚嗜酸性粒细胞在肿瘤组织内可见，其数量与肿瘤细胞分化程度相关[1]	组织学表现不典型时，找到嗜酸性粒细胞是诊断 MS 的特征性线索之一[2]	
免疫组化	MS 最常见的抗原表达包括 MPO、CD68、溶菌酶和 CD117，还有 CD34、CD45、CD56、CD11c、CD13 和 CD33。MPO 和 CD117 反映了髓系分化，CD68 和 CD163 在单核细胞中表达。应同时检测 CD20、CD79a、CD3、CD5 等 T/B 淋巴细胞的表面抗原鉴别淋巴瘤（2A 类）[1, 3]		

	Ⅰ级推荐	Ⅱ级推荐	Ⅲ级推荐
细胞遗传学	MS 患者可出现 t（8；21）、inv（16）、11q23、t（9，11）、t（8；17）、t（8；16）、t（1；11）、del（16q）、del（5q）、del（20q）、−7、+4、+8、+11 等染色体异常[8]。其中，t（8；21）最常见。染色体 +8 更常见于皮肤 MS，染色体 inv16 更常见于腹腔 MS（2A 类）[4]		
分子生物学			FLT3-ITD（预后不良）、NPM1（预后较好）、IDH2、KIT、NRAS 和 DNMT3A 突变（2B 类）[5]

3. 治疗

	I 级推荐	II 级推荐	III 级推荐
MS 合并 AML	全身化疗：针对 AML 的全身化疗方案被认为是 MS 的一线治疗方法（具体方案详见 AML）（1A 类）	造血干细胞移植：存在预后不良因素的患者，在巩固治疗期间可行异基因造血干细胞移植 [6] 放疗：只适用于对化疗反应不敏感的患者（1B 类）	
孤立性 MS		全身化疗：参照 AML 的化疗方案 放疗：化疗效果不佳的情况下推荐使用放射治疗，应根据患者的年龄、部位、骨髓肉瘤的播散程度、表现状况、细胞遗传学和分子异常来决定 造血干细胞移植：可能是一种潜在的有效治疗孤立性 MS 的方法 手术切除：为了缓解特殊部位肿瘤引起的梗阻或者压迫症状（2A 类）[7]	

髓系肉瘤

治疗（续）

	Ⅰ级推荐	Ⅱ级推荐	Ⅲ级推荐
复发 MS		采用与复发的 AML 相似的治疗方式：挽救性化疗，供者淋巴细胞输注，第二次异体 SCT（2A 类）[8]	去甲基化药物、靶向药物和免疫治疗等（2B 类）

注：MS 的综合治疗应基于肿瘤组织的部位和大小、肿瘤组织与周围组织关系、患者的年龄、伴随疾病、细胞遗传学及分子改变等多种预后相关因素制定个体化的治疗方案[9]。

参考文献

[1] ALMOND L M, CHARALAMPAKIS M, FORD S J, et al. Myeloid sarcoma: Presentation, diagnosis, and treatment. Clin Lymphoma Myeloma Leuk, 2017, 17 (5): 263-267.

[2] SOLH M, SOLOMON S, MORRIS L, et al. Extramedullary acute myelogenous leukemia. Blood Rev, 2016, 30 (5): 333-339.

[3] SAMBORSKA M, DERWICH K, SKALSKA-SADOWSKA J, et al. Myeloid sarcoma in children-diagnostic and therapeutic difficulties. Contemp Oncol (Pozn), 2016, 20 (6): 444-448.

[4] LI Z, STÖLZEL F, ONEL K, et al. Next-generation sequencing reveals clinically actionable molecular markers in

myeloid sarcoma. Leukemia, 2015, 29 (10): 2113-2116.

[5] KASHOFER K, GORNICEC M, LIND K, et al. Detection of prognostically relevant mutations and translocations in myeloid sarcoma by next generation sequencing. Leuk Lymphoma, 2018, 59 (2): 501-504.

[6] 梁利杰 , 周健 , 张龑莉 , 等 . 异基因造血干细胞移植治疗合并粒细胞肉瘤的髓系白血病九例分析 . 中华内科杂志 , 2018, 57 (3): 216-219.

[7] BAKST RL, TALLMAN MS, DOUER D, et al. How I treat extramedullary acute myeloid leukemia. Blood, 2011, 118 (14): 3785-3793.

[8] SHAHIN OA, RAVANDI F. Myeloid sarcoma. Curr Opin Hematol, 2020, 27 (2): 88-94.

[9] 高彬彬 , 楼晓 , 陈虎 , 等 . 髓系肉瘤的诊断与治疗 . 中华内科杂志 , 2018, 57 (5): 370-373.

髓系肉瘤

十一、婴儿白血病

1. 治疗前评估

	I 级推荐	II 级推荐	III 级推荐
病史与体格检查	完整病史采集： 主诉，现病史，既往史，家族史，生长发育史，疫苗接种史 体格检查： 生命体征测量，全身浅表淋巴结、肝脾、腹部体征，专科查体		
实验室检查	血常规，CRP，生化全项，凝血五项，免疫功能（体液免疫＋细胞免疫），病毒学指标（乙肝、戊肝、梅毒、HIV、EB病毒、CMV病毒、TORCH抗体）、尿便常规、G-6-PD 酶活性（主要用于尿酸氧化酶使用前的筛查）		
影像学检查	心电图、超声检查（心脏、腹部、睾丸）、CT（胸部、腹部）、头颅 CT 或磁共振		

治疗前评估（续）

		Ⅰ级推荐	Ⅱ级推荐	Ⅲ级推荐
骨髓检查	ALL	MICM 分型（骨髓细胞形态学、骨髓组化染色、免疫分型、染色体核型分析、FISH 检查、融合基因定性及定量 RT-PCR）	骨髓活检（干抽、低增生时）、*IgH/TCR* 重排检测、NGS、全转录组测序（RNA Sequencing）	
	AML	骨髓细胞形态学、白血病免疫分型、染色体核型分析、FISH 方法、融合基因定性及定量 RT-PCR、急性髓细胞白血病相关基因突变	骨髓活检（干抽、低增生）、靶向 RT-PCR、NGS、全转录组测序（RNA Sequencing）	
脑脊液检查		脑脊液常规、生化、离心甩片找肿瘤细胞	脑脊液白血病免疫分型	

注：婴儿白血病的细胞遗传学特征是在 11q23 号染色体上涉及组蛋白赖氨酸甲基转移酶 2A 基因（*KMT2A*，以前称为混合谱系白血病 *MLL* 基因）的平衡染色体易位，*MLL* 基因重排（*KMT2A* 基因重排）约占儿童 ALL 的 5%、儿童 AML 的 15%~20%，在婴儿 ALL 和婴儿 AML 中 *MLL* 基因重排尤为常见，发生率分别为 70%~80% 和 50%。目前已鉴定出 90 余种不同的 *KMT2A* 伴侣基因。在婴儿 ALL 中，93% 患儿 *MLL* 基因与以下 4 个伴侣基因的发生重排：*AFF1*（AF4，49%）、*MLLT1*（ENL，22%）、*MLLT3*（AF9，17%）和 *MLLT10*（AF10，5%）。在婴儿 AML 中，66% 患儿 *MLL* 基因与以下 3 个伴侣基因的发生重排：*MLLT3*（22%）、*MLLT10*（27%）和 *ELL*（17%）。

2. 诊断

	Ⅰ 级推荐	Ⅱ 级推荐	Ⅲ 级推荐
年龄	≤ 12 个月		
婴儿 ALL 诊断流程	参见本指南儿童 ALL 内容		
婴儿 AML 诊断流程	参见本指南儿童 AML（非 APL）和儿童 APL 内容		
中枢神经系统白血病诊断	①诊断时或治疗过程中以及停药后脑脊液中白细胞（WBC）计数 ≥ 5 个 /μl，同时在脑脊液离心涂片标本中以白血病细胞为主，或白血病细胞所占比例高于外周血幼稚细胞百分比 ②明确中枢神经系统受累症状和体征，如有无其他明确病因的脑神经麻痹症状 ③有影像学检查（CT/MRI）显示脑或脑膜病变 ④排除其他病因引起的中枢神经系统病变		
中枢神经系统白血病分级	CNS1：需要同时符合以下 3 项：①脑脊液中无白血病细胞；②无 CNS 异常的临床表现，即无明显的与白血病有关的脑神经麻痹；③无 CNS 异常的影像学依据		

	I级推荐	II级推荐	III级推荐
中枢神经系统白血病分级	CNS2：符合以下任何 1 项。①腰穿无损伤即脑脊液不混血，RBC：WBC ≤ 100：1 时，脑脊液中 WBC 计数 ≤ 5 个 /μl，并见到明确的白血病细胞；②腰穿有损伤即脑脊液混血（RBC：WBC > 100：1），CSF 中见到明确的白血病细胞；③腰穿有损伤并为血性 CSF，如初诊 WBC > 50 × 10^9/L 则归为 CNS2 CNS3（即 CNSL）：① CSF 中 RBC：WBC ≤ 100：1，WBC > 5 个 /μl，并以白血病细胞为主，或白血病细胞所占比例高于外周血幼稚细胞百分比；②或有无其他明确病因的脑神经麻痹；③或 CT/MRI 显示脑或脑膜病变，并除外其他中枢神经系统疾病		
睾丸白血病的诊断	表现为睾丸单侧或双侧肿大，质地变硬或呈结节状，缺乏弹性感，透光试验阴性，超声波检查可发现睾丸呈非均质性浸润灶，初诊患儿可不予活检		

婴儿白血病

3. 危险分层标准

婴儿 ALL 危险度分组标准

分层	Interfant-06	JPLSG MLL-10
高危组	*MLL* 重排并同时符合以下两个标准： 诊断时年龄<6 个月（<183 天） WBC ≥ 300 × 10⁹/L 和 / 或泼尼松反应不良 #	*MLL* 重排且符合以下两个标准之一： 年龄<6 个月或合并 CNSL
中危组	符合以下标准之一： *MLL* 状态未知 *MLL* 重排，年龄>6 个月 *MLL* 重排，年龄<6 个月，WBC<300 × 10⁹/L， 泼尼松反应良好	*MLL* 重排且年龄 ≥ 180 天并无 CNSL
标危组	*MLL* 重排阴性	*MLL* 重排阴性

注：①泼尼松反应判定，第 8 天时外周血幼稚细胞计数<1 000 个 /μl，则定义为反应性良好；外周血幼稚细胞计数>1 000/μl，则定义为反应较差。②COG 协作组婴儿 ALL 危险分层定义，高危组，*MLL* 重排且年龄<3 个月；中危组，*MLL* 重排且无高危因素；低危组，*MLL* 重排阴性。③国内 ALL 危险分层参见本指南第二部分儿童急性淋巴细胞白血病，《儿童急性淋巴细胞白血病诊疗规范（2018 年版）》、国内 ALL 多中心研究 CCCG 2015 诊疗方案危险度分层。

婴儿白血病

婴儿 AML 危险度分组标准

危险分层	定义
标危组	符合以下任何 1 项： M1、M2、M3、M4eo，t（15；17）/*PML*∶∶*RARA*，t（8；21）/*AML1*∶∶*ETO*，inv（16）/*CBFB*∶∶*MYH1*
高危组	其他类型 AML；标危组中化疗第 15 天骨髓原始细胞>5%（M3 除外）

注：①此标准是 AML-BFM 2004 方案儿童 AML 危险度分组标准。②本指南推荐的儿童 AML 危险度分组标准参见本指南第七部分儿童 AML（非 APL）危险度分组标准内容。

4. 治疗

治疗方案

	I 级推荐	II 级推荐	III 级推荐
婴儿 ALL	JPLSG MLL-10、Interfant-06 方案、Interfant-09 方案、儿童急性淋巴细胞白血病诊疗规范（2018 年版）/CCCG-ALL2015 方案 #		
婴儿 AML	AML-BFM 2004、儿童 AML 化疗方案 *		

注：#. 儿童急性淋巴细胞白血病诊疗规范（2018 年版）/CCLG-ALL2018 方案参见本指南儿童 ALL 内容。

*. 与大龄儿童相比，婴儿 AML 的预后和治疗反应相似，通常按照与大龄儿童相同的方案进行治疗，儿童 AML 方案参见本指南儿童 AML（非 APL）内容。

婴儿 ALL Interfant-06 方案治疗计划

Interfant-06 方案	I 级推荐	II 级推荐	III 级推荐
标危组	诱导治疗 IB 方案 MARMA OCTADAD 维持治疗 总治疗时间为 104 周		
高危组	随机分为两组 ①一组方案： 诱导治疗 IB 方案 MARMA OCTADAD 维持治疗 （中危组 MRD ≥ 10^{-4}、所有高危组患者在 MARMA 后有条件者可进行造血干细胞移植 治疗）		

Interfant-06 方案	I 级推荐	II 级推荐	III 级推荐
高危组	②二组方案： 诱导治疗 ADE MAE MARMA OCTADA 维持治疗 （中危组 MRD≥10^{-4}、所有高危组患者在 MARMA 后有条件者可进行造血干细胞移植治疗）		
难治或复发	挽救化疗 CR 后行异基因造血干细胞移植 贝林妥欧单抗 CR 后行异基因造血干细胞移植	可选择参加正在进行的临床试验，如吉西他滨、阿扎胞苷、来他替尼、硼替佐米联合伏立诺他、CAR-T 等	
中枢神经系统白血病、睾丸白血病治疗	参见本指南儿童 ALL 内容		

婴儿 ALL JPLSG MLL-10 方案治疗计划

	Ⅰ级推荐	Ⅱ级推荐	Ⅲ级推荐
标危组	诱导治疗 A 早期强化 A 巩固治疗 A-Ⅰ 巩固治疗 A-Ⅱ 再次诱导 A 维持治疗 A		
中危组	诱导治疗 B 早期强化 B 再次诱导 B 延迟强化 B 维持治疗 B-Ⅰ 维持治疗 B-Ⅱ		
高危组	诱导治疗 B 早期强化 B 再次诱导 B 延迟强化 B 造血干细胞移植治疗		

婴儿 AML AML-BFM 2004 方案治疗计划

		Ⅰ 级推荐	Ⅱ 级推荐	Ⅲ 级推荐
标危组		诱导治疗 1（ADxE 或 AIE） 诱导治疗 2（AI） 巩固治疗（haM） 强化治疗（HAE） 维持治疗（1 年，6-MP+Ara-C）		
高危组		诱导治疗 1（ADxE 或 AIE） 诱导治疗 2（HAM） 巩固治疗（AI/2-CDA 或 AI） 强化治疗（haM+HAE） 维持治疗（1 年，6-MP+Ara-C） （有条件移植患者 HAM 方案后行异 基因造血干细胞移植）		

婴儿 AML AML-BFM 2004 方案治疗计划（续）

	Ⅰ 级推荐	Ⅱ 级推荐	Ⅲ 级推荐
难治或复发	挽救化疗（氟达拉滨 / 克拉屈滨 + 阿糖胞苷 +G-CSF）后行异基因造血干细胞移植	地西他滨 / 阿扎胞苷 / 克拉屈滨 + 减低剂量阿糖胞苷 + 蒽环类药物；维纳托克 + 减低剂量阿糖胞苷；吉妥珠单抗（GO）	
中枢神经系统白血病、睾丸白血病治疗	参见本指南儿童 AML（非 APL）内容		

常用化疗方案：Interfant-06 方案

药物	剂量和用法 [a]	给药时间 [b]
诱导治疗：36 天		
泼尼松	60mg/（$m^2 \cdot d$），口服或静脉滴注	d1~7（逐渐加至足量）
地塞米松	6mg/（$m^2 \cdot d$），口服或静脉滴注	d8~29，7 天内减停
长春新碱	1.5mg/（$m^2 \cdot$ 次），静脉注射	d8、d15、d22、d29
阿糖胞苷	75mg/（$m^2 \cdot$ 次），静脉滴注 30 分钟	d8~21
柔红霉素	30mg/（$m^2 \cdot$ 次），静脉滴注 1 小时	d8、d9
左旋门冬酰胺酶	5 000U/（$m^2 \cdot$ 次），静脉滴注 1 小时	d15、d18、d22、d25、d29、d33
甲氨蝶呤与泼尼松	IT	d1、d29（当中枢神经系统受累时增加 d8、d22）
阿糖胞苷与泼尼松	IT	d15

常用化疗方案：Interfant-06 方案（续）

药物	剂量和用法	给药时间
IB 方案：36~64 天		
环磷酰胺	1 000mg/（m² · 次），静脉滴注 1 小时	d36、d64
6-MP	60mg/（m² · d），口服	d36~64
阿糖胞苷	75mg/（m² · 次），静脉滴注	d38~41、d45~48、d52~55、d59~62
甲氨蝶呤与泼尼松	IT	d59
阿糖胞苷与泼尼松	IT	d45
ADE 方案：10 天		
阿糖胞苷	100mg/（m² · 次），静脉注射	d1~10，每 12 小时 1 次
柔红霉素	50mg/（m² · 次），静脉滴注 1 小时	d1、d3、d5
依托泊苷	100mg/（m² · 次），静脉滴注 4 小时	d1~5
阿糖胞苷 / 泼尼松	IT	d1

药物	剂量和用法	给药时间
MAE 方案：10 天		
阿糖胞苷	100mg/（m² · 次），静脉注射	d1~10，每 12 小时 1 次
米托蒽醌	12mg/（m² · 次），静脉滴注 1 小时	d1、d3、d5
依托泊苷	100mg/（m² · 次），静脉滴注 4 小时	d1~5
甲氨蝶呤与泼尼松	IT	d1
MARMA：29 天		
6-MP	25mg/（m² · d），口服	d1~15
大剂量甲氨蝶呤	5g/（m² · 次），静脉滴注 24h	d1、d8
亚叶酸钙解救	15mg/（m² · 次），甲氨蝶呤开始后第	d2~7、d9~14
甲氨蝶呤与泼尼松	36、42、48 小时	d2、d9
阿糖胞苷	24h 甲氨蝶呤静脉滴注结束时	d15~16、d22~23
培门冬酶	3g/（m² · 次），静脉滴注 3h，每日 2 次，间隔 12 小时 2 500U/m²，末次阿糖胞苷静脉滴注完成后 2~3 小时内完成	d23

常用化疗方案：Interfant-06 方案（续）

药物	剂量和用法	给药时间
OCTADA（D）：50 天		
地塞米松	6mg/（m² · d），口服或静脉滴注	d1~14，减停一周
6-TG	60mg/（m² · d），口服	d1~29，d36~50
长春新碱	1.5mg/（m² · 次），静脉注射	d1、d8、d15、d22
柔红霉素	30mg/（m² · 次），静脉滴注 1 小时	d1、d8、d15、d22
培门冬酶	2 500U/（m² · 次），肌内注射	d1
阿糖胞苷	75mg/（m² · 次），静脉滴注	d2~5、d9~12、d16~19、d23~26、d37~40、d45~48
阿糖胞苷与泼尼松	IT	d1、d15
环磷酰胺	500mg/（m² · 次），静脉滴注	d1
维持治疗		
6-MP	50mg/（m² · d），口服	每天
甲氨蝶呤	20mg/（m² · 次），口服	每周第一天
甲氨蝶呤与泼尼松	IT	第 1 周 d1、第 15 周 d1
阿糖胞苷与泼尼松	IT	第 8 周 d1

JPLSG MLL-10 方案：标危组治疗方案 A

药物	剂量和用法 [a]	给药时间 [b]
诱导治疗 A（第 1~5 周）		
泼尼松	60mg/（m² · d），口服或鼻胃管服用	d1~7，d22~35[e]
地塞米松	10mg/（m² · d），口服或鼻胃管服用	d8~21
长春新碱	0.05mg/kg，静脉注射	d8、d15、d22、d29
环磷酰胺	1 200mg/m²，静脉滴注大于 60 分钟	d9
阿霉素	25mg/m²，静脉滴注大于 60 分钟	d10、d12
左旋天冬酰胺酶	10 000U/m²，静脉滴注大于 4 小时	d22、d24、d26、d29、d31、d33
甲氨蝶呤与阿糖胞苷与氢化可的松	根据年龄调整剂量 [d]，IT	d8、d22（如果 CNS-3，增加 d15、d29）
早期强化 A（第 6 周）		
依托泊苷	100mg/m²，静脉滴注大于 2 小时	d1~4
阿糖胞苷	500mg/m²，静脉滴注大于 4 小时	d1~4
甲氨蝶呤与阿糖胞苷与氢化可的松	根据年龄调整剂量 [d]，IT	d1

JPLSG MLL-10 方案：标危组治疗方案 A（续）

药物	剂量和用法	给药时间
巩固治疗 A-Ⅰ期（第 9~13 周）		
甲氨蝶呤	3 000mg/m², 静脉滴注大于 24 小时 [c]	d1、d15、d29
甲氨蝶呤与阿糖胞苷与氢化可的松	根据年龄调整剂量 [d], IT	d1、d15、d29
泼尼松	60mg/（m²·d）, 口服或鼻胃管服用	d1~3、d15~17、d29~31
环磷酰胺	500mg/m², 静脉滴注大于 1 小时	d3、d17、d31
左旋天冬酰胺酶	10 000U/m², 静脉滴注大于 4 小时	d3、d17、d31
巩固治疗 A-Ⅱ期（第 15~17 周）		
长春新碱	0.05mg/kg, 静脉注射	d1、d8、d15
柔红霉素	25mg/m², 静脉滴注大于 1 小时	d1、d8、d15
阿糖胞苷	60mg/m², 静脉滴注大于 1 小时	d2~7、d9~14
6-MP	75mg/（m²·d）, 口服或鼻胃管服用	d1~14
甲氨蝶呤与阿糖胞苷与氢化可的松	根据年龄调整剂量 [d], IT	d1、d15

JPLSG MLL-10 方案：标危组治疗方案 A（续）

药物	剂量和用法	给药时间
再次诱导 A（第 19~23 周）		
地塞米松	10mg/（m^2·d），口服或鼻胃管服用	d1~14
泼尼松	60mg/（m^2·d），口服或鼻胃管服用	d15~28
长春新碱	0.05mg/kg，静脉注射	d1、d8、d15、d22
环磷酰胺	1 200mg/m^2，静脉滴注大于 1 小时	d2
阿霉素	25mg/m^2，静脉滴注大于 1 小时	d3、d5
左旋天冬酰胺酶	10 000U/m^2，静脉滴注大于 4 小时	d15、d17、d19、d22、d24、d26
甲氨蝶呤与阿糖胞苷与氢化可的松	根据年龄调整剂量 [d]，IT	d1、d15、d29
依托泊苷	100mg/m^2，静脉滴注大于 2 小时	d29~32
阿糖胞苷	500mg/m^2，静脉滴注大于 4 小时	d29~32

婴儿白血病

JPLSG MLL-10 方案：标危组治疗方案 A（续）

药物	剂量和用法	给药时间
维持治疗 A：疗程 1（第 26~39 周），2（第 40~53 周），3（第 54~67 周），4（第 68~80 周）		
6-MP	75mg/（$m^2 \cdot d$），口服或鼻胃管服用	d1~14、d29~42、d57~70
甲氨蝶呤	30mg/m^2，口服或鼻胃管服用	d1、d8、d29、d36、d57、d64
依托泊苷	150mg/m^2，静脉滴注大于 2 小时	d14、d42
阿糖胞苷	200mg/m^2，静脉滴注大于 4 小时	d14、d42
甲氨蝶呤与阿糖胞苷与氢化可的松	根据年龄调整剂量 [d]，IT	d1、d29
泼尼松	60mg/（$m^2 \cdot d$），口服或鼻胃管服用	d71~84
长春新碱	0.05mg/kg，静脉注射	d71、d78、d85
甲氨蝶呤	300mg/m^2，静脉滴注大于 5 小时	d71

注：IT，鞘内注射。

【注释】

a 2 个月以下患儿每种药的剂量减少 1/3，2~4 个月患儿每种药的剂量减少 1/4（长春新碱、泼尼松和地塞米松除外）。

b 如果临床状态及骨髓缓解不佳允许调整时间表。

c 在第 42、48 和 54 小时给予亚叶酸钙解救（每次 15mg/m²）。当甲氨蝶呤浓度在第 48、72 和 96 小时检测值高于正常范围时给予延长解救时间及增加亚叶酸钙剂量，直至甲氨蝶呤浓度小于 0.2μmol/L。

d 鞘内注射依年龄范围而定：小于 3 个月，甲氨蝶呤 3mg，氢化可的松 10mg，阿糖胞苷 6mg；小于 1 岁，甲氨蝶呤 6mg，氢化可的松 10mg，阿糖胞苷 15mg；小于 2 岁，甲氨蝶呤 8mg，氢化可的松 15mg，阿糖胞苷 20mg；小于 3 岁，甲氨蝶呤 10mg，氢化可的松 20mg，阿糖胞苷 25mg；≥3 岁，甲氨蝶呤 12mg，氢化可的松 25mg，阿糖胞苷 30mg。

e 泼尼松在 7 天内逐渐减量。

JPLSG MLL-10 方案：中危组、高危组治疗方案 B

药物	剂量和用法 [a]	给药时间 [b]
诱导治疗 B（第 1~5 周）		
泼尼松	60mg/（m² · d），口服或鼻胃管服用	d1~7
地塞米松	6mg/（m² · d），口服或鼻胃管服用	d8~28[g]
长春新碱	0.05mg/kg，静脉注射	d8、d15、d22、d29
阿糖胞苷	75mg/m²，静脉滴注大于 30 分钟	d8~21
阿霉素	30mg/m²，静脉滴注大于 60 分钟	d8、d9
左旋天冬酰胺酶	10 000U/m²，静脉滴注大于 1h	d15、d18、d22、d25、d29、d32
甲氨蝶呤与阿糖胞苷与氢化可的松	根据年龄调整剂量 [e]，IT	d8、d29（如果 CNS-3，增加 d22）
阿糖胞苷与氢化可的松	根据年龄调整剂量 [e]，IT	d15
早期强化 B（第 6~11 周）		
甲氨蝶呤	4 000mg/m²，静脉滴注大于 24 小时 [c]	d1、d8
甲氨蝶呤与阿糖胞苷与氢化可的松	根据年龄调整剂量 [e]，IT	d1、d8
依托泊苷	100mg/m²，静脉滴注大于 2 小时	d15~19
环磷酰胺	300mg/m²，静脉滴注大于 30 分钟	d15~19
阿糖胞苷	3 000mg/m²，静脉滴注大于 3 小时 [d]	d29~31（4 次，每次间隔 12 小时）
左旋天冬酰胺酶	6 000U/m²，肌内注射 [d]	d31[h]

JPLSG MLL-10 方案：中危组、高危组治疗方案 B（续）

药物	剂量和用法	给药时间
再次诱导 B（第 13~15 周）		
地塞米松	10mg/（m^2·d），口服或鼻胃管服用	d1~7、d15~21
长春新碱	0.05mg/kg，静脉滴注	d1、d8、d15
阿霉素	根据年龄调整剂量[f]，静脉滴注大于 30 分钟	d1、d2
环磷酰胺	250mg/m^2，静脉滴注大于 30 分钟	d3、d4（4 次，每次间隔 12 小时）
左旋天冬酰胺酶	6 000U/m^2，肌内注射	d3、d5、d8、d10、d12、d15、d17、d19
甲氨蝶呤与阿糖胞苷与氢化可的松	根据年龄调整剂量[e]，IT	d1、d15
延迟强化 B（第 16~21 周）		
甲氨蝶呤	4 000mg/m^2，静脉滴注大于 24 小时[c]	d1、d8
甲氨蝶呤与阿糖胞苷与氢化可的松	根据年龄调整剂量[e]，IT	d1
依托泊苷	100mg/m^2，静脉滴注大于 2 小时	d15~19
环磷酰胺	300mg/m^2，静脉滴注大于 30 分钟	d15~19
阿糖胞苷	3 000mg/m^2，静脉滴注大于 3 小时[d]	d29~31（4 次，每次间隔 12 小时）
左旋天冬酰胺酶	6 000U/m^2，肌内注射[d]	d31[h]

婴儿白血病

JPLSG MLL-10 方案：中危组、高危组治疗方案 B（续）

药物	剂量和用法	给药时间
维持治疗 B-Ⅰ：疗程 2（第 27~35 周），4（第 40~48 周）		
地塞米松	6mg/（m² · d），口服或鼻胃管服用	d1~5
长春新碱	0.05mg/kg，静脉注射	d1
甲氨蝶呤与阿糖胞苷与氢化可的松	根据年龄调整剂量 [e]，IT	d1
6-MP	75mg/（m² · d），口服或鼻胃管服用	d8~21
甲氨蝶呤	20mg/m²，静脉注射	d8、d15
依托泊苷	100mg/m²，静脉滴注大于 2 小时	d22~26
环磷酰胺	300mg/m²，静脉滴注大于 30 分钟	d22~26
阿糖胞苷	3 000mg/m²，静脉滴注大于 3 小时	d43~45（4 次，每次间隔 12 小时）
左旋天冬酰胺酶	6 000U/m²，肌内注射	d45 [h]
维持治疗 B-Ⅱ：疗程 1（第 53~64 周），2（第 65~76 周），3（第 77~88 周），4（第 89~100 周），5（第 101~112 周）		
地塞米松	6mg/（m² · d），口服或鼻胃管服用	d1~5、d29~33、d57~61
长春新碱	0.05mg/kg，静脉注射	d1、d29、d57
甲氨蝶呤	根据年龄调整剂量 [e]，IT	d1
6-MP	75mg/（m² · d），口服或鼻胃管服用	d8~28、d36~56、d64~84
甲氨蝶呤	20mg/m²，口服或鼻胃管服用	d8、d15、d22、d36、d43、d50、d64、d71、d78

注：IT. 鞘内注射。

婴儿白血病

【注释】

a 2 个月以下患儿每种药的剂量减少 1/3，2~4 个月患儿每种药的剂量减少 1/4（长春新碱、泼尼松和地塞米松除外）。

b 如果临床状态及骨髓缓解不佳允许调整时间表。

c 在 30 分钟内输注负荷剂量的 10%，剩余 90% 在 23.5 小时输完。在第 42、48 和 54 小时给予亚叶酸钙解救［15mg/（m² · 次）］。当甲氨蝶呤浓度在第 48、72 和 96 小时高的时候给予增加亚叶酸钙剂量，直至甲氨蝶呤浓度小于 0.2μmol/L。

d 将大剂量阿糖胞苷和左旋门冬酰胺酶加入到原来的 COG AALL0631 化疗中。

e 鞘内注射依年龄范围而定：小于 3 个月，甲氨蝶呤 3mg，氢化可的松 10mg，阿糖胞苷 6mg；小于 1 岁，甲氨蝶呤 6mg，氢化可的松 10mg，阿糖胞苷 15mg；小于 2 岁，甲氨蝶呤 8mg，氢化可的松 15mg，阿糖胞苷 20mg；小于 3 岁，甲氨蝶呤 10mg，氢化可的松 20mg，阿糖胞苷 25mg；≥ 3 岁，甲氨蝶呤 12mg，氢化可的松 25mg，阿糖胞苷 30mg。

f 根据给药时患儿年龄调整用药剂量：小于 6 个月，1.7mg/kg；小于 9 个月，2.1mg/kg；≥ 9 个月，2.6mg/kg。

g 地塞米松在 7 天内减量。

h 左旋天冬酰胺酶在最后一次阿糖胞苷输注完成后 3 小时内施用。

AML-BFM 2004 方案

药物	剂量和用法	给药时间
ADxE		
阿糖胞苷	0.5g/m², 静脉滴注 30 分钟	d1~2, q.d., d3~8, 每 12 小时 1 次
脂质体柔红霉素	80mg/（m²·d），静脉滴注 1 小时	d1~3
依托泊苷	150mg/（m²·d），静脉滴注 1 小时	d6、d7、d8
AIE		
阿糖胞苷	0.5g/m², 静脉滴注 30 分钟	d1~2, q.d., d3~8, 每 12 小时 1 次
伊达比星	12mg/（m²·d），静脉滴注 4 小时	d3、d4、d5
依托泊苷	0.5g/（m²·d），静脉滴注 1 小时	d6、d7、d8
AI/2-CDA		
阿糖胞苷	0.5g/m², 静脉滴注 30 分钟	d1~2, q.d., d3~8, 每 12 小时 1 次
伊达比星	7mg/（m²·d），静脉滴注 4 小时	d3、d4、d5
2-CDA	6mg/（m²·d），静脉滴注 3 小时	d1~2

AML-BFM 2004 方案（续）

药物	剂量和用法	给药时间
HAE		
阿糖胞苷	3g/（m^2·次），静脉滴注 3 小时，每 12 小时 1 次	d1、d2、d3
依托泊苷	125mg/（m^2·d），静脉滴注 1 小时	d2~5
HAM		
阿糖胞苷	3g/（m^2·次），静脉滴注 3 小时，每 12 小时 1 次	d1、d2、d3
米托蒽醌	10mg/（m^2·d），4 小时	d4、d5
hAM		
阿糖胞苷	1g/（m^2·次），静脉滴注 3 小时，每 12 小时 1 次	d1、d2、d3
米托蒽醌	10mg/m^2，静脉滴注 4 小时	d4、d5
维持治疗		
6-巯嘌呤	40mg/（m^2·d），口服	d1~28
阿糖胞苷	40mg/（m^2·d），皮下注射	4 次/个月

参考文献

［1］PIETERS R, SCHRAPPE M, DE LORENZO P, et al. A treatment protocol for infants younger than 1 year with acute lymphoblastic leukaemia (Interfant-99): An observational study and a multicentre randomised trial. Lancet, 2007, 370 (9583): 240-250.

［2］PIETERS R, DE LORENZO P, ANCLIFFE P, et al. Outcome of infants younger than 1 year with acute lymphoblastic leukemia treated with the interfant-06 protocol: Results from an International Phase Ⅲ Randomized Study. J Clin Oncol, 2019, 37 (25): 2246-2256.

［3］BROWN P, PIETERS R, BIONDI A. How I treat infant leukemia. Blood, 2019, 133 (3): 205-214.

［4］BROWN P, INABA H, ANNESLEY C, et al. Pediatric acute lymphoblastic leukemia, Version 2. 2020, NCCN Clinical Practice Guidelines in Oncology. J Natl Compr Canc Netw, 2020, 18 (1): 81-112.

［5］CREUTZIG U, ZIMMERMANN M, BOURQUIN J P, et al. Favorable outcome in infants with AML after intensive first-and second-line treatment: An AML-BFM study group report. Leukemia, 2012, 26 (4): 654-661.

［6］RASCHE M, ZIMMERMANN M, BORSCHEL L, et al. Successes and challenges in the treatment of pediatric acute myeloid leukemia: A retrospective analysis of the AML-BFM trials from 1987 to 2012. Leukemia, 2018, 32 (10): 2167-2177.

［7］CREUTZIG U, ZIMMERMANN M, BOURQUIN J P, et al. Randomized trial comparing liposomal daunorubicin with idarubicin as induction for pediatric acute myeloid leukemia: Results from Study AML-BFM 2004. Blood, 2013, 122 (1): 37-43.

［8］CLESHAM K, RAO V, BARTRAM J, et al. Blinatumomab for infant acute lymphoblastic leukemia. Blood, 2020, 135

婴儿白血病

(17): 1501-1504.

[9] SISON E A, BROWN P. Does hematopoietic stem cell transplantation benefit infants with acute leukemia？. Hematology Am Soc Hematol Educ Program, 2013, 2013 (1): 601-604.

[10] TOMIZAWA D, MIYAMURA T, IMAMURA T, et al. A risk-stratified therapy for infants with acute lymphoblastic leukemia: A report from the JPLSG MLL-10 trial. Blood, 2020, 136 (16): 1813-1823.

十二、儿童慢性髓性白血病

1. 治疗前评估

	I 级推荐	II 级推荐	III 级推荐
病史与体格检查	完整的病史及体格检查： 脾脏大小（触诊）、肋缘下长度（1A 类） 身高、体重、体重指数 a（1A 类）		
实验室检查	CBC（IA 类）： 分类、原始细胞比例、外周血 *BCR∷ABL*IS 代谢功能（1A 类）： 肝肾功能，胆固醇，血脂，电解质 内分泌功能 c（1A 类）： 糖化血红蛋白、甲状腺功能、甲状旁腺功能、8 岁开始进行性激素监测 病毒学 d（1A 类）： CMV、EBV、TORCH、HIV、肝炎病毒 其他（1B 类）： 出凝血功能、血型、HLA、骨龄测定		DEXA 骨密度 b （2B 类）

治疗前评估（续）

	Ⅰ级推荐	Ⅱ级推荐	Ⅲ级推荐
影像学检查	心电图、心脏彩超[e]（1A 类） 胸部 CT（2A 类） 肝胆胰脾腹盆腔彩超（1B 类）		
骨髓检查[f]	形态学（1A 类） 原始细胞百分比（1A 类） 嗜酸性粒细胞百分比（1A 类） 染色体核型（1A 类） FISH[g]（1A 类） $BCR::ABL^{IS}$（1A 类） 酪氨酸激酶突变分析（AP/BP）（1A 类）		
中枢神经系统[h]			头颅增强 MRI（2B 类） 脑脊液常规、生化、涂片找肿瘤细胞、脑脊液白血病免疫分型（2B 类）

儿童慢性髓性白血病

【注释】

a 青春期前 CML 儿童，开始接受 TKI 治疗，骨重构受损的风险增加。这可能是由于 TKI 脱靶作用抑制了 KIT、PDGFR、血管内皮生长因子受体等，它们共同参与骨骼生长和代谢以及其他内分泌功能的途径[1-2]，TKI 治疗过程中出现生长发育迟缓、青春期延迟、内分泌功能代谢异常需要儿童生长发育专科治疗。

b DEXA 骨密度目前无儿童数据[3]。

c TKI 会影响葡萄糖代谢，引起低血糖和高血糖。甲状腺功能损害是 TKI 的常见不良反应。

d 已有接受 TKI 治疗的患者发生乙肝病毒再激活的报道。

e 由于心脏组织中 ABL1 的抑制，TKI 具有潜在的心脏毒性。

f 初始检查时应进行骨髓评估，以提供形态学结果，并检测除 Ph 染色体以外的染色体异常。如果无法进行细胞遗传学评估，可以使用荧光原位杂交（FISH）。

g 采用定性 RT-PCR 检测发现非典型 BCR::ABL1 转录本，建议转诊至有罕见血液恶性肿瘤治疗经验的中心。

h CML-CP 除非有临床症状，否则在慢性期或者疑似进展期的 CML 患儿中均无须进行脑脊液评估[4]。

2. 诊断

	Ⅰ级推荐	Ⅱ级推荐	Ⅲ级推荐
确诊依据	典型的临床表现 合并 Ph 染色体和 / 或 *BCR::ABL* 融合 基因阳性即可确定诊断（1A 类）		

【注释】

1. 尽管可以从外周血中发现 CML 变化特点并结合 *BCR::ABL* 的阳性来诊断 CML，但仍然建议初诊时采取穿刺骨髓进行完整的核型分析和形态学检查，以确定疾病的阶段。

2. 约 95% 的 CML 病例在常规细胞遗传学分析中可见 Ph 染色体或者变异体，其余带有非典型 *BCR-ABL* 融合基因的病例可以通过荧光原位杂交（FISH）或逆转录酶聚合酶链反应（RT-PCR）进行检测。

3. 97%~98% 的 CML 病例 *BCR* 外显子 13 或外显子 14 融合 *ABL1* 外显子 2（分别为 e13a2 和 e14a2），其余 2%~3% 表达涉及 *BCR* 其他外显子（通常是 e1，e6，e8，e9）或 *ABL1*（a3）的各种非典型融合。在治疗前明确转录本类型，实现有效 TKI 药物治疗和分子监测[5]。

4. 初诊时可考虑肿瘤细胞的 RNA-seq 检查，明确 *BCR::ABL* 以外的新发突变。

3. 分期

CML 分期标准（1A 类）

慢性期（CP）	加速期（AP）[a] 存在以下任何一个标准	急变期（BP）[c] 存在以下任何一个标准
①外周血或骨髓的原始细胞<10% ②未达到诊断加速期或急变期的标准	①外周血或骨髓中原始细胞占 10%~19% ②外周血中嗜碱性粒细胞 ≥20% ③对治疗无反应或非治疗引起的持续血小板减少（<100×10⁹/L）或增多（>1 000×10⁹/L） ④治疗过程中出现 Ph 染色体基础上的克隆演变[b] ⑤进行性脾脏增大或 WBC 增多	①外周血或骨髓中原始细胞 ≥20% ②骨髓活检原始细胞集聚 ③髓外原始细胞浸润

【注释】

a CML 分期的欧洲白血病网（ELN）标准如下。

（1）加速期：①外周血或骨髓中原始细胞占 15%~29%，或原始 + 早幼粒细胞>30%；②外周血

儿童慢性髓性白血病

中嗜碱性粒细胞 ≥ 20%；③非治疗引起的持续血小板减少（<100×10⁹/L）；④治疗过程中出现 Ph 染色体基础上的主要途径克隆演变。

（2）急变期：①外周血或骨髓中原始细胞 ≥ 30%；②髓外原始细胞浸润。

b 出现 Ph 染色体基础上的克隆演变（ACA/Ph⁺；8 三体，i（17q），新的 Ph 克隆和 19 三体）可能对总生存时间（OS）产生负面影响。

c AP 或 BP 主要表现为原始细胞髓内或髓外增生，这种增生可能发生在任何部位，但最常见的部位是皮肤、淋巴结、脾脏、骨髓或者中枢神经系统。在儿童中，BP 主要是淋系原始细胞[6]。

CML 评分系统

ELTS 评分	$0.002\,5 \times$（年龄 /10）^{3} + $0.061\,5 \times$ spleen size + $0.105\,2 \times$ peripheral blood blasts + $0.410\,4 \times$（platelet count/1 000）$^{-0.5}$			低危：≤ 1.568 0 中危：> 1.568 0 ≤ 2.218 5 高危：> 2.218 5
评分系统 [a]	I 级推荐	II 级推荐	III 级推荐	
			ELTS[b] 评分（2B 类）	

【注释】

a 评分系统通常用于预测和管理成人 CML，但其中大多数（Sokal，Hasford 和 EUTOS）不建议使用于儿童患者。

b 在 CML 儿童和青少年中，新设计的 EUTOS 长期生存评分系统（ELTS）评分与 CML 患儿无进展生存率相关[7]，但是需要更多的儿童数据来确认 ELTS 是否适用于 CML 儿童和青少年。

4. 治疗

慢性期儿童一线治疗（1A 类）

	Ⅰ级推荐	Ⅱ级推荐	Ⅲ级推荐
CML-CP	伊马替尼[a]： 280~340mg/（m²·d），最大剂量 600mg/d	尼罗替尼[b]： 460mg/（m²·d），分两次；单次最大剂量为 400mg 达沙替尼[c]： 60mg/（m²·d），每天一次；最大剂量 100mg/d	干扰素 羟基脲 白细胞单采

【注释】

a 国家药品监督管理局批准第一代 TKI 伊马替尼作为 CML 的一线治疗药物，如果 6 个月未达到 EMR，可综合评价患者依从性、完善激酶突变分析，依从性良好，激酶无突变患儿可考虑伊马替尼加量或者选择二代 TKI 争取早日 MMR。

b 尼洛替尼作为第二代 TKI，已经被国家药品监督管理局批准作为一线和二线治疗药物。

c 由于缺乏中国新诊断 CML 慢性期患者达沙替尼一线治疗相关数据，CFDA 未批准达沙替尼用于 CML 慢性期患者的一线治疗，可作为二线治疗。对于儿童 CML 患者，目前没有公认的危险度评分系统，所以不建议根据危险度评分选择第二代 TKI 作为一线治疗。但是如果 CML-CP 患儿初诊时有明显的侵袭性疾病，可考虑选择第二代 TKI 作为一线治疗，以达到更深更快的早期治疗反应以及 DMR，减少疾病进展。

CML 治疗反应定义（1A 类）

治疗反应	定义
血液学反应 　完全血液学反应	PLT $< 450 \times 10^9$/L WBC $< 10 \times 10^9$/L 外周血中无髓系不成熟细胞，嗜碱性粒细胞占比 $<5\%$ 无疾病的症状、体征，可触及的脾肿大已消失
细胞遗传学反应 　完全细胞遗传学反应（CCyR） 　部分细胞遗传学反应（PCyR） 　次要细胞遗传学反应（mCyR） 　微小细胞遗传学反应（miniCyR） 　无细胞遗传学反应	Ph$^+$ 细胞 0 Ph$^+$ 细胞 $1\%\sim35\%$ Ph$^+$ 细胞 $36\%\sim65\%$ Ph$^+$ 细胞 $66\%\sim95\%$ Ph$^+$ 细胞 $>95\%$
分子学反应 [a] 　主要分子学反应（MMR） 　分子学反应 4（MR4） 　分子学反应 4.5（MR4.5） 　分子学反应 5（MR5） 　分子学无法检测	$BCR::ABL^{IS} \leqslant 0.1\%$（ABL 转录本 $>10\,000$） $BCR::ABL^{IS} \leqslant 0.01\%$（ABL 转录本 $>10\,000$） $BCR::ABL^{IS} \leqslant 0.003\,2\%$（ABL 转录本 $>32\,000$） $BCR::ABL^{IS} \leqslant 0.001\%$（ABL 转录本 $>100\,000$） 在可扩增 ABL 转录本水平下无法检测到 BCR::ABL 转录本

【注释】

a 建议实验室在检测体系稳定后尽早获得有效的转换系数（CF）以转换 *BCR::ABL*，并通过定期的评估即室间质控样品比对校正来保证 CF 持续准确。此外，CF 仅适用于具有 P210 型 *BCR::ABL*、转换后 $BCR::ABL^{IS} \leqslant 10\%$ CML 患者的转换。

一线酪氨酸激酶抑制剂（TKI）治疗反应评价标准（1A 类）

时间	最佳反应	警告	失败
3 个月 [a]	达到 CHR 基础上 · 至少达到 PCyR（Ph+ 细胞 ≤ 35%） · $BCR::ABL^{IS} \leqslant 10\%$	达到 CHR 基础上 · 未达到 PCyR（Ph+ 细胞 36%~95%） · $BCR::ABL^{IS} > 10\%$	· 未达到 CHR · 无任何 CyR（Ph+ 细胞 > 95%）
6 个月 [b]	· 至少达到 CCyR，（Ph+ 细胞 =0） · $BCR::ABL^{IS} < 1\%$	· 达到 PCyR 但未达到 CCyR（Ph+ 细胞 1%~35%） · $BCR::ABL^{IS}$ 1%~10%	· 未达到 PCyR（Ph+ 细胞 > 35%） · $BCR::ABL^{IS} > 10\%$
12 个月 [c]	$BCR::ABL^{IS} \leqslant 0.1\%$	$BCR::ABL^{IS} > 0.1\%~1\%$	· 未达到 CCyR（Ph+ 细胞 > 0） · $BCR::ABL^{IS} > 1\%$
任何时间 [d]	稳定或达到 MMR	Ph+ 细胞 =0，出现 -7 或 7q-（CCA/Ph-）	丧失 CHR 或 CCyR 或 MMR，出现伊马替尼或其他 TKI 耐药性突变，出现 Ph 染色体基础上其他克隆性染色体异常

注：CHR. 完全血液学缓解；CyR. 细胞遗传学反应；PCyR. 部分细胞遗传学反应；CCyR. 完全细胞遗传学反应；MMR. 主要分子学反应 .CCA/Ph-，Ph- 染色体的克隆性染色体异常。

【注释】

一线治疗最佳反应的几个关键评估点[8-9]

a 治疗 3 个月时达到早期的分子生物学反应（EMR）至关重要，$BCR::ABL^{IS} \leqslant 10\%$，与 CML 患者良好预后、实现深度分子生物学反应（DMR）、减少疾病风险、提高总生存（OS）显著相关。

b 治疗 6 个月时达到完全细胞遗传学反应（CCyR），CCyR 与 $BCR::ABL^{IS} < 1\%$ 相关。

c 治疗 12 个月时达到主要分子生物学反应（MMR），$BCR::ABL^{IS} < 0.1\%$。

d 治疗 12 个月时达到 MMR（$BCR::ABL^{IS} \leqslant 0.1\%$），后续失去反应出现疾病进展的可能性非常低，后续很有可能达到深度的分子生物学反应（MMR，MR4.0；$BCR::ABL^{IS} \leqslant 0.01\%$），这是进行无治疗缓解（TFR）试验的先决条件。

儿童慢性髓性白血病

一线酪氨酸激酶抑制剂（TKI）治疗慢性髓性白血病慢性期患者治疗调整策略（1A 类）

治疗反应	评估	治疗方案调整
警告	①评价患者依从性 ②评价药物相互作用 ③ *BCR::ABL* 激酶突变分析 [b]	①更换其他 TKI ②继续原方案 [a] ③临床试验 ④一线伊马替尼治疗者可考虑提高伊马替尼剂量
治疗失败	①评价患者依从性 ②评价药物相互作用 ③ *BCR::ABL* 激酶突变分析	①更换其他 TKI ②造血干细胞移植评估 ③临床试验
不耐受		①更换其他 TKI [c] ②造血干细胞移植评估 ③临床试验

【注释】

a 必须在临床背景下对反应评价标准的实现情况进行解读。较基线降低 50% 以上或至少超过临界值 10% 的患者可以继续使用达沙替尼或尼洛替尼，相同剂量再持续使用 3 个月。

b 目前以下 7 种类型突变对于达沙替尼或尼洛替尼选择具有较为明确的指导意义。① T315I：二者均耐药，有条件者可进入临床试验，或选择恰当的治疗方案。② F317L/V/I/C、V299L、T315A：采用尼洛替尼治疗更易获得临床疗效。③ Y253H、E255K/V、F359C/V/I：采用达沙替尼治疗更易获得临床疗效。

c 从伊马替尼换成第二代 TKI 可改善治疗反应，但会增加毒性。

加速期儿童治疗方案

	I 级推荐	II 级推荐	III 级推荐
CML-AP [b]	参照患者既往治疗史 [a]、基础疾病以及 *BCR::ABL* 激酶突变情况选择适合的 TKI，病情恢复至慢性期者，可继续 TKI 治疗（2A 类） 存在 T315I 突变或二代 TKI 不敏感突变的患者应尽早行 allo-HSCT（1A 类）	如果患者有合适的造血干细胞供者来源，可考虑行 allo-HSCT [c]（1A 类）	有条件进行新药临床试验的单位可行新药试验（2B 类）

【注释】

a 加速期，首选二代 TKI 治疗，达到更快更深的分子生物学反应。

b 出现 Ph 染色体基础上的克隆演变（ACA/Ph+；8 三体，i（17q），新的 Ph 克隆和 19 三体可能对 OS 产生负面影响。但是这些异常对儿童预后似乎影响不严重，诊断时为加速期的患儿应接受 TKI 治疗（包括一代 TKI），然后基于对治疗的反应行 allo-HSCT 评估。

c 如果在 3、6、12 个月时未达到二线治疗反应评价标准的最佳反应，考虑行 allo-HSCT 评估。

尼洛替尼或达沙替尼二线治疗慢性髓性白血病慢性期患者治疗反应评价标准（IA 类）

时间	最佳反应	警告	失败
3 个月	· 至少达到 mCyR（Ph$^+$ 细胞 ≤ 65%） · $BCR::ABL^{IS}$ ≤ 10%	· 未达到 mCyR（Ph$^+$ 细胞 66%~95%） · $BCR::ABL^{IS}$ > 10%	· 未达到 CHR · 无任何 CyR（Ph$^+$ 细胞 > 95%） · 新发突变
6 个月	· 至少达到 pCyR，（Ph$^+$ 细胞 ≤ 35%） · $BCR::ABL^{IS}$ ≤ 10%	· 达到 mCyR 但未达到 pCyR（Ph$^+$ 细胞 36%~65%）	· 未达到 mCyR（Ph$^+$ 细胞 > 65%） · $BCR::ABL^{IS}$ > 10% · 新发突变
12 个月	· 达到 cCyR · $BCR::ABL^{IS}$ ≤ 1%	· $BCR::ABL^{IS}$ 1%~10% · 达到 pCyR（Ph$^+$ 细胞 1%~35%）	· 未达到 CCyR（Ph$^+$ 细胞 > 35%） · $BCR::ABL^{IS}$ > 10% · 新发突变
任何时间	稳定或达到 MMR	· Ph$^+$ 细胞 =0，出现 −7 或 7q−（CCA/Ph$^-$） · $BCR::ABL^{IS}$ > 10%	丧失 CHR 或 CCyR 或 PCyR 或 MMR，新发耐药性突变，出现 Ph 染色体基础上克隆性染色体异常

急变期儿童治疗方案（ⅡA 类）

	Ⅰ级推荐	Ⅱ级推荐	Ⅲ级推荐
CML-BP	淋系急变：ALL 诱导缓解 + TKI 髓系急变：AML 诱导缓解 + TKI [a] 中枢受累 [b]：鞘内注射及 CNS 预防 缓解后尽快行 allo-HSCT		有条件进行新药临床试验 的单位可行新药试验

【注释】

a 尽管没有多中心研究数据提示 TKI 联合化疗优于单独 TKI 治疗，但是使用 FLAG ± TKI 是 BSH 2020 CML 指南推荐治疗 [10]。

b 对于淋系急变期或者 CNS 复发的患者，由于达沙替尼能透过血脑屏障，所以更适合与常规化疗和鞘内注射治疗联合使用控制中枢受累。

儿童 CML 患者停用 TKI 的问题

NCCN 2020 CML 指南对于停止 TKI 治疗提出明确建议。

建议临床试验外，满足下列条件尝试停药：①>18 岁、慢性期患者并且 TKI 治疗 3 年以上；②可进行国际标准化定量的 *BCR*∷*ABL*（P210）转录本；③稳定 DMR 超过 2 年；既往无 TKI 耐药；④有条件接受严格规范的国际标准化的分子生物学监测，分子学结果解读正确迅速；⑤在有经验的临床医师的指导进行 TFR 尝试；⑥能够获得及时再治疗以及正确的再治疗后分子学监测。

【注释】

到目前为止，还没有研究数据显示在儿童 CML 人群中停止 TKI 的可行性。有限的数据主要来自于一些非标准治疗的儿童病例报道。当前的成人 TKI 停药指南在没有适当的前瞻性临床实验的情况下无法应用于儿童和青少年 CML 患者。

慢性髓性白血病治疗反应的监测（1A 类）

治疗反应	监测频率	监测方法
血液学反应	每 1~2 周进行 1 次，直至确认达到 CHR，随后每 3 个月进行 1 次，除非有特殊要求	全血细胞计数（CBC）和外周分类
细胞遗传学反应	· 初诊、TKI 治疗 3、6、12 个月进行 1 次，获得 CCyR 后每 12~18 个月监测 1 次 · 未达到最佳疗效的患者应当增加监测频率	· 骨髓细胞遗传学分析 · 荧光原位杂交（FISH）
分子学反应（外周血）	· 每 3 个月进行 1 次，直至获得稳定 MMR 后可每 3~6 个月 1 次 · 未达到最佳疗效的患者应当增加监测频率 · 转录本水平明显升高并丧失 MMR 时应尽早复查	定量聚合酶链反应检测 $BCR::ABL^{IS}$
激酶突变分析	· 进展期患者 TKI 治疗前 · 未达最佳反应或病情进展时	聚合酶链反应扩增 $BCR::ABL$ 转录本后测序

参考文献

［1］ SAMIS J, LEE P, ZIMMERMAN D, et al. Recognizing endocrinopathies associated with tyrosine kinase inhibitor therapy in children with chronic myelogenous leukemia. Pediatr Blood Cancer, 2016, 63 (8): 1332-1338.

［2］ ALEMÁN JO, FAROOKI A, GIROTRA M. Effects of tyrosine kinase inhibition on bone metabolism: Untargeted consequences of targeted therapies. Endocr Relat Cancer, 2014, 21 (3): R247-R259.

［3］ DE LA FUENTE J, BARUCHEL A, BIONDI A, et al. Managing children with chronic myeloid leukaemia (CML): Recommendations for the management of CML in children and young people up to the age of 18 years. Br J Haematol, 2014, 167 (1): 33-47.

［4］ DE LA FUENTE J, BARUCHEL A, BIONDI A, et al. Managing children with chronic myeloid leukaemia (CML): Recommendations for the management of CML in children and young people up to the age of 18 years. Br J Haematol, 2014, 167 (1): 33-47.

［5］ BACCARANI M, CASTAGNETTI F, GUGLIOTTA G, et al. The proportion of different BCR-ABL1 transcript types in chronic myeloid leukemia: An international overview. Leukemia, 2019, 33 (5): 1173-1183.

［6］ MILLOT F, MALEDON N, GUILHOT J, et al. Favourable outcome of de novo advanced phases of childhood chronic myeloid leukaemia. Eur J Cancer, 2019, 115: 17-23.

［7］ MILLOT F, GUILHOT J, SUTTORP M, et al. Prognostic discrimination based on the EUTOS long-term survival score within the International Registry for Chronic Myeloid Leukemia in children and adolescents. Haematologica, 2017, 102 (10): 1704-1708.

［8］ MARIN D, IBRAHIM AR, LUCAS C, et al. Assessment of BCR-ABL1 transcript levels at 3 months is the only requirement for predicting outcome for patients with chronic myeloid leukemia treated with tyrosine kinase inhibitors. J Clin Oncol, 2012, 30 (3): 232-238.

[9] HANFSTEIN B, MÜLLER MC, HEHLMANN R, et al. Early molecular and cytogenetic response is predictive for long-term progression-free and overall survival in chronic myeloid leukemia (CML). Leukemia, 2012, 26 (9): 2096-2102.

[10] SMITH G, APPERLEY J, MILOJKOVIC D, et al. A British Society for Haematology Guideline on the diagnosis and management of chronic myeloid leukaemia. Br J Haematol, 2020, 191 (2): 171-193.

儿童慢性髓性白血病

十三、天冬酰胺酶相关并发症

1. 并发症种类

	I 级推荐	II 级推荐	III 级推荐
变态反应	临床变态反应： 一种暴露于天冬酰胺酶的不良局部或全身反应，表现为皮肤潮红，皮疹，荨麻疹，药物发热，呼吸困难，症状性支气管痉挛，血管性水肿，低血压	发病率为 3%~24%，与天冬酰胺酶制备、给药途径等有关 （1B 类）	
		静默失活： 指天冬酰胺酶抗体的形成和天冬酰胺酶活性持续低水平，但没有明显的或公认的过敏症状的现象 （1B 类）	
胰腺炎	注射天冬酰胺酶后 4 周内出现胰腺炎相关的症状、实验室指标的异常或特征性影像学表现（至少需要满足 2 个），称为天冬酰胺酶相关性胰腺炎	发病率为 2%~18%，年龄、门冬酰胺酶累计剂量及美国原住民是天冬酰胺酶相关性胰腺炎的独立危险因素（1B 类）	
肝功能损害	用药期间出现胆红素水平的异常升高和/或转氨酶水平的异常升高	3~4 级转氨酶升高的发生率为 26%~50%，3~4 级高胆红素血症的发病率为 3%~10%（2A 类）	

	Ⅰ级推荐	Ⅱ级推荐	Ⅲ级推荐
凝血功能异常	用药期间出现凝血酶原时间延长、部分凝血活酶生成时间延长、纤维蛋白原降低等凝血纤溶异常	据报道成人出现 3~4 级凝血功能异常的发生率为 48%~51%，但总体出血风险较低（2A 类）	
血栓形成	化疗期间出现动静脉血栓形成，主要为中枢神经系统血栓形成（脑静脉血栓形成）及深静脉血栓形成，偶可发生极少见的肺栓塞	儿童血栓形成的发病率明显低于成人，儿童血栓形成的发病率为 0.4%~5.2%，年龄、留置静脉导管、伴随药物认为是血栓形成的高危因素（1B 类）	
高血糖	空腹血糖 ≥ 6.7mmol/L 或非空腹血糖 ≥ 11.1mmol/L，除外应激反应及其他医源性因素		
高脂血症	应用天冬酰胺酶过程中出现甘油三酯水平的异常升高	3~4 级高甘油三酯血症发生率为 12%~47%（2A 类）	

注：静默失活，目前我国天冬酰胺酶活性检测并未普及，静默失活的诊断标准参考欧洲联盟组织研究，定义为ⅠB 类证据，Ⅱ级推荐。

2. 诊断

	I 级推荐	II 级推荐	III 级推荐
变态反应	临床变态反应： 1 级：短暂潮红或皮疹，药物热<38 ℃；不需要干预 2 级：症状未缓解需要采取抗组胺药、非甾体抗炎药、麻醉药等干预措施或中断输液 3 级：采取对症治疗后症状仍未缓解或初步改善后症状复发或出现临床后遗症如肾功能损害、肺损伤等需要住院指征 4 级：危及生命		

	I 级推荐	II 级推荐	III 级推荐
变态反应		静默失活： 使用培门冬酶，第 7 天天冬酰胺酶活性水平低于 0.1IU/ml 和 / 或第 14 天水平低于 LLQ 使用天冬酰胺酶，根据不同给药频次检测天冬酰胺酶活性水平从而确定是否失活。若每周 1 次给药于 7 天检测天冬酰胺酶活性水平；若每周 2 次给药于 72 小时检测天冬酰胺酶活性水平；若每周 3 次给药于 48 小时检测天冬酰胺酶活性水平，天冬酰胺酶活性低于 LLQ（1B 类）	

诊断（续）

	I 级推荐	II 级推荐	III 级推荐
胰腺炎	急性胰腺炎的诊断： 需要满足 3 个诊断标准中的至少 2 个 ①腹痛；②血清淀粉酶或脂肪酶 ≥ 正常上限的 3 倍；③胰腺炎的特征性影像学表现：超声、CT 或 MRI 1 级：轻型胰腺炎，即淀粉酶、脂肪酶超过正常上限的 3 倍及相关临床症状持续时间不超过 72 小时 2 级：重症胰腺炎，即淀粉酶、脂肪酶超过正常上限的 3 倍及相关临床症状持续时间超过 72 小时，或出现胰腺出血坏死、胰腺脓肿、假性囊肿 3 级：因胰腺炎而死亡		

天冬酰胺酶相关并发症

诊断（续）

	Ⅰ 级推荐	Ⅱ 级推荐	Ⅲ 级推荐
肝功能异常	1 级： 胆红素水平：正常值上限 ~1.5 倍正常值上限；转氨酶水平：正常值上限 ~3 倍正常值上限 2 级： 胆红素水平：1.5 倍正常值上限 ~3 倍正常值上限；转氨酶水平：3 倍正常值上限 ~5 倍正常值上限 3 级： 胆红素水平：3 倍正常值上限 ~10 倍正常值上限；转氨酶水平：5 倍正常值上限 ~20 倍正常值上限 4 级： 胆红素水平，>10 倍正常值上限；转氨酶水平，>20 倍正常值上限		

	Ⅰ级推荐	Ⅱ级推荐	Ⅲ级推荐
凝血功能异常	1级： 部分凝血活酶生成时间：>正常值上限； 纤维蛋白原水平：0.75倍~<1.0倍正常值下限或从基线起降低<25% 2级： 部分凝血活酶生成时间：1.5倍正常值~2倍正常值上限；纤维蛋白原水平：0.5倍~<0.75倍正常值下限或从基线起降低25%~50% 3级： 部分凝血活酶生成时间延长：>2倍正常值；纤维蛋白原水平：0.25倍~<0.5倍正常值下限或从基线起降低50%~75% 4级： 纤维蛋白原水平：<0.25倍正常值下限或从基线起降低75%，或绝对值<50mg/dl		

	Ⅰ级推荐	Ⅱ级推荐	Ⅲ级推荐
血栓形成	1级： 浅表血栓性静脉炎或无疼痛、呼吸急促症状或肢端肿胀、变色体征的中央静脉线相关深静脉血栓形成；或者只造成中心静脉功能障碍；不需要进行全身抗凝治疗 2级：分为2A、2B 2A：无症状血栓栓塞（包括无症状脑血栓），通常进行全身抗凝治疗（无循证医学证据） 2B：有症状性深静脉血栓形成，全身抗凝治疗 3级： 症状性肺栓塞、无心血管损害的心壁血栓、症状性脑静脉窦血栓形成或动脉缺血性卒中；都需要全身抗凝/抗血小板聚集治疗		

诊断（续）

	I 级推荐	II 级推荐	III 级推荐
血栓形成	4 级： 危及生命的血栓栓塞，包括动脉功能不全，血流动力学或精神不稳定，迫切需要干预 5 级： 因血栓而死亡 注：2 级及以上需要通过影像学（超声检查，计算机断层扫描，磁共振成像）或尸检确认		
高血糖	1 级： 空腹血糖水平：正常值上限 ~8.9mmol/L 2 级： 空腹血糖水平：>8.9~13.9mmol/L 3 级： 空腹血糖水平：>13.9~27.8mmol/L，需要住院干预 4 级： 空腹血糖水平：>27.8mmol/L 或糖尿病酮症酸中毒，危及生命		

天冬酰胺酶相关并发症

	I 级推荐	II 级推荐	III 级推荐
高脂血症	1 级： 甘油三酯水平：正常范围上限 ~2.5 倍正常范围上限 2 级： 甘油三酯水平：2.5~5.0 倍正常范围上限 3 级： 甘油三酯水平：5.0~10.0 倍正常范围上限 4 级： 甘油三酯水平：>10.0 倍正常范围上限		

分级：参照 CTCAE v4.03 或 PTWG 标准

注：LLQ. 天冬酰胺酶活性检测的最低水平，一般定义为小于 0.025IU/mL；静默失活，目前我国门冬酰胺酶活性检测并未普及，静默失活的分级参考欧洲联盟组织研究的定义，定义为 I B 类证据，II 级推荐；CTCAE v4.03. National Cancer Institute Common Terminology Criteria for Adverse Events v4.03（不良事件通用术语标准）；PTWG. Ponte di Legno toxicity working group（Ponte di Legno 联盟成立的毒性工作组）。

天冬酰胺酶相关并发症

3. 治疗

	Ⅰ级推荐	Ⅱ级推荐	Ⅲ级推荐
变态反应	临床变态反应: 抢救措施与处理青霉素过敏相同,应采用肾上腺素、糖皮质激素(琥珀酸氢化可的松等)、抗组织胺药物及吸氧等治疗	临床变态反应后续处置建议: 静脉或肌内注射后的1级反应和可疑反应:在7天内实时监测血清天冬酰胺酶水平确定失活,若没有检测到天冬酰胺酶活性,则应该更换天冬酰胺酶制剂;若检测到天冬酰胺酶的活性,建议在14天后再次检测天冬酰胺酶的活性以确定后续天冬酰胺酶的剂量。 天冬酰胺酶活性水平<0.1IU/ml,应更换天冬酰胺酶制剂。 静脉注射或肌内注射后的2~4级反应:更换天冬酰胺酶制剂,而不需要检测天冬酰胺酶水平(1B类) 静默失活后续处置建议: 对于大肠杆菌来源的天冬酰胺酶过敏/沉默失活的患者,建议使用欧文氏菌门冬酰胺酶进行后续治疗(1B类)	

治疗（续）

	I级推荐	II级推荐	III级推荐
胰腺炎	按照急性胰腺炎急症处理：应用生长抑素及其类似物（奥曲肽）抑制胰腺外分泌和胰酶抑制剂（乌司他丁、加贝酯）、H_2受体拮抗剂或质子泵抑制剂等；纠正水电解质紊乱，支持治疗，防止局部和全身并发症	后续处置建议：急重症胰腺炎不推荐继续使用门冬酰胺酶治疗（1B类）	
肝功能异常	发生肝功能异常者，给予保肝对症治疗，对于用药前肝功能异常者，应进行降酶、保肝治疗，待肝功能恢复正常时再应用		
凝血功能异常	给予新鲜血浆及纤维蛋白原制剂，需要定期检测凝血指标及纤维蛋白原定量		
血栓形成	①一般发生脑血栓及深部静脉血栓应给予抗血栓治疗 ②后续处置建议：如果给予低分子肝素，临床症状已得到解决，MRI已恢复正常或至少完全稳定，则应考虑重新使用门冬酰胺酶	对于急性淋巴细胞白血病的儿童和青少年，建议进行诱导治疗期间进行血栓预防治疗，以活性为目标的抗凝血酶替代治疗及依诺肝素的使用可显著降低急性淋巴细胞白血病诱导治疗期间血栓栓塞的风险（1B类）	

治疗（续）

	I 级推荐	II 级推荐	III 级推荐
高血糖	天冬酰胺酶引起的血糖升高通常对胰岛素较为敏感，仅用胰岛素 4U 可使血糖明显下降，合并糖尿病酮症酸中毒的诊断是在高血糖基础上如酸中毒症状及体征，血酮体>1：2，尿酮体（+），尿糖（+++），血 pH<7.3 及碱剩余下降可诊断，治疗可参考糖尿病酮症治疗指南		
高脂血症	使用降脂药物对症处理		

注：目前我国天冬酰胺酶活性检测并未普及，天冬酰胺酶变态反应后续处置建议参考欧洲联盟组织研究，定义为 1B 类证据，II 级推荐；关于血栓治疗期间诱导治疗的建议，目前国外已有大型随机对照的多中心研究提供的高级别证据，但是国内尚未开展，定义为 1B 类证据，II 级推荐。

参考文献

［1］VAN DER SLUIS IM, VROOMAN LM, PIETERS R, et al. Consensus expert recommendations for identification and management of asparaginase hypersensitivity and silent inactivation. Haematologica, 2016, 101 (3): 279-285.

［2］BARUCHEL A, BROWN P, RIZZARI C, et al. Increasing completion of asparaginase treatment in childhood acute lymphoblastic leukaemia (ALL): Summary of an expert panel discussion. ESMO Open, 2020, 5 (5): e000977.

［3］马军, 秦叔逵, 沈志祥, 等. 培门冬酶治疗急性淋巴细胞白血病和恶性淋巴瘤的专家共识. 临床肿瘤学杂志, 2013, 18 (3): 256-263.

［4］SCHMIEGELOW K, ATTARBASCHI A, BARZILAI S, et al. Consensus definitions of 14 severe acute toxic effects for childhood lymphoblastic leukaemia treatment: A Delphi consensus. Lancet Oncol, 2016, 17 (6): e231-e239.

［5］OPARAJI JA, ROSE F, OKAFOR D, et al. Risk Factors for Asparaginase-associated Pancreatitis: A Systematic Review. J Clin Gastroenterol, 2017, 51 (10): 907-913.

［6］LIU C, YANG W, DEVIDAS M, et al. Clinical and genetic risk factors for acute pancreatitis in patients with acute lymphoblastic leukemia. J Clin Oncol, 2016, 34 (18): 2133-2140.

［7］KLOOS R, PIETERS R, JUMELET F, et al. Individualized asparaginase dosing in childhood acute lymphoblastic leukemia. J Clin Oncol, 2020, 38 (7): 715-724.

［8］ALDOSS I, DOUER D. How I treat the toxicities of pegasparaginase in adults with acute lymphoblastic leukemia. Blood, 2020, 135 (13): 987-995.

［9］CARUSO V, IACOVIELLO L, DI CASTELNUOVO A, et al. Thrombotic complications in childhood acute lymphoblastic leukemia: A meta-analysis of 17 prospective studies comprising 1752 pediatric patients. Blood, 2006, 108 (7):

天冬酰胺酶相关并发症

2216-2222.

[10] GREINER J, SCHRAPPE M, CLAVIEZ A, et al. THROMBOTECT: a randomized study comparing low molecular weight heparin, antithrombin and unfractionated heparin for thromboprophylaxis during induction therapy of acute lymphoblastic leukemia in children and adolescents. Haematologica, 2019, 104 (4): 756-765.

天冬酰胺酶相关并发症

十四、大剂量甲氨蝶呤相关并发症

1. 并发症种类

分类	Ⅰ级推荐	Ⅱ级推荐	Ⅲ级推荐
皮肤黏膜损害	常见黏膜炎、皮疹、光敏感、脱发，偶有发生多形性红斑、中毒性表皮坏死松解症、Stevens-Johnson 综合征等严重不良反应，黏膜炎多数发生在 HDMTX 给药后 3~7 天，在第 14 天左右恢复		
消化道毒性	最多见，常见恶心、呕吐、腹泻、腹部不适、厌食等胃肠道反应，偶有发生肠穿孔、出血性肠炎等严重并发症。恶心、呕吐最早发生在 HDMTX 给药后 2~4 小时，迟发性恶心、呕吐或全消化道溃疡提示 MTX 血药浓度可能超标		
肝脏毒性	急性肝损伤通常在给药后 1~3 天出现，常见转氨酶的升高，也可见胆红素升高，停药后 1~2 周自行恢复，慢性肝损伤如肝纤维化、肝硬化在儿童少见		
肾脏毒性	肾功能损害较隐匿，主要发生于用药后 2~3 天，多数表现为血肌酐升高，2~3 周内可恢复，严重者可发生肾衰竭		
血液系统毒性	在常规水化、碱化和四氢叶酸钙（CF）解救下的 HDMTX 血液学毒性并非常见，可有骨髓抑制、全血细胞减少、粒细胞减少、血小板减少、贫血、白细胞减少的临床特征较其他化疗药物持续时间长，再生障碍性贫血、巨幼细胞性贫血少见		

分类	I 级推荐	II 级推荐	III 级推荐
感染	皮肤黏膜溃疡、粒细胞缺乏、呕吐和腹泻等会增加感染的发生，可见呼吸道感染、卡氏肺孢子虫肺炎、败血症、皮肤细菌感染、带状疱疹及机会致病菌感染等		
神经系统毒性	给药后 24 小时内可发生急性神经毒性，一般为暂时性，如头痛、头晕、意识障碍、癫痫发作、偏瘫、共济失调、颅内压增高等。治疗后数月至数年可出现进展性慢性脑白质病变，神经功能障碍及脑钙化少见		
其他	肺毒性、血栓栓塞性疾病、结膜炎少见		

2. 诊断

毒性反应评价标准参照 NCI 常见毒性分级标准（NCI-CTCAE）4.0 版。

大剂量甲氨蝶呤相关并发症

3. 并发症的防治

	Ⅰ级推荐	Ⅱ级推荐	Ⅲ级推荐
一般措施	（1）加强个人护理，保持口腔、肛周黏膜及皮肤清洁 （2）化疗前 24 小时停用不必要药物 肾毒性药物（如两性霉素、氨基糖苷类药物、造影剂、阿昔洛韦）可降低肾小球滤过率，引起 MTX 排泄延迟 质子泵抑制剂、非甾体抗炎药物、复方新诺明、青霉素及其衍生物、丙磺舒、弱有机酸类（如袢利尿药）可直接抑制 MTX 肾脏转运、排泄 TKI、左乙拉西坦、水合氯醛会导致 MTX 排泄延迟 含有叶酸或其衍生物的维生素制品会降低 MTX 疗效 MTX 可增加茶碱浓度，密切监测药物浓度 MTX 可降低苯妥英浓度，密切监测药物浓度 谨慎联用伏立康唑，可能产生严重的光敏反应 （3）胸腔积液、腹水患者，容易导致 MTX 排泄延迟，如果可行，在 MTX 首次用药前对其进行治疗或引流		

并发症的防治（续）

	I 级推荐	II 级推荐	III 级推荐
监测	（1）一般状况、液体出入量 （2）用药前常规监测血常规、尿常规、肝肾功能 血常规：WBC ≥ 1.8 × 10^9/L 且 ANC ≥ 0.3 × 10^9/L 且 PLT>75 × 10^9/L 化疗前 ALT> 正常值 5 倍或 TBIL>34mmol/L、DBIL >24mmol/L 或有黏膜炎时应推迟 HDMTX 治疗 首次 HDMTX 用药前应根据肾功能调整初始用药剂量 （3）用药后常规监测血常规、尿常规及肝肾功，特别是发生 MTX 排泄延迟或严重毒性反应时 （4）监测 MTX 用药后 20 小时及 44 小时浓度，根据 MTX 稳态浓度及残留浓度及时调整 CF 解救方案以及下一次 MTX 用药剂量	用药前检测代谢酶基因多态性，对用药高风险的患者加强治疗药物监测与不良反应监测，也可考虑酌情减量	
水化	（1）预水化：1/4~1/2 张液，100ml/（m^2·h）12 小时以上或 200ml/（m^2·h）2~4 小时后开始 MTX （2）3 000ml/（m^2·24h），1/4~1/2 张液		

	I 级推荐	II 级推荐	III 级推荐
碱化	d1 将 5ml/kg 5% 碳酸氢钠用等量 5% 葡萄糖溶液稀释于 MTX 前滴注。d2 及 d3 每 1 000ml 水化液中可加入 5% 碳酸氢钠 40~50ml，维持尿 pH 在 7.0~8.0，一旦尿 pH<6.5 可以静脉推注 1~2g/m² 5% 碳酸氢钠		
CF 解救方案	（1）不同 MTX 方案解救剂量：MTX（3g/m²）10mg/m²，MTX（5g/m²）15mg/m² （2）时间：MTX 开始后 42 小时起每 6 小时 1 次 × 3 次 （3）既往有 MTX 所致明显黏膜炎或任何原因的回盲部炎症者可给予 5 剂解救；36 小时前出现明显毒性反应者，解救可提前到 36 小时 （4）严密监测毒性反应及 MTX 血药浓度，根据毒性反应、MTX 残留浓度调整 CF 解救方案 （5）甲酰叶酸钙（LCV）和 CF 的剂量可以等量换算，左亚叶酸钙（L-LV）等效剂量为 CF 的一半		

并发症的防治（续）

毒性反应及并发症的治疗

分类	I 级推荐	II 级推荐	III 级推荐
黏膜炎	（1）对于既往有严重黏膜损伤的患儿，下一次用药应适当减少 MTX 剂量，提前并加强 CF 解救，加强血药浓度检测 （2）出现 3 级以上黏膜炎时应暂停所有化疗药物，可酌情延用或加量 CF 解救 （3）加强局部黏膜护理：复方氯己定溶液联合稀释后的 CF、粒细胞集落刺激因子或重组人白细胞介素 -11 交替漱口；局部涂抹制霉菌素甘油、黏膜生长因子或喷涂复合溶菌酶；局部应用短波紫外线治疗能促进溃疡愈合，但应避免 MTX 治疗期间应用 （4）预防感染、补充液体和肠外营养支持		

并发症的防治（续）

分类	I 级推荐	II 级推荐	III 级推荐
胃肠道反应	（1）监测出入量及电解质 （2）化疗前可使用选择性 5-HT3 受体拮抗剂预防治疗，必要时可联合 NK1 受体拮抗剂、H2 受体拮抗剂、地塞米松等止吐治疗 （3）积极止泻、补充液体和肠外营养支持 （4）可酌情延用或加量 CF 解救		
肝脏毒性	监测肝功能，发生 3 级以上肝功能损害应停用所有肝损害药物，酌情使用保肝药物		
肾脏毒性	（1）一旦发现肌酐升高，加强水化、碱化，维持尿 pH > 7.0，同时增加 CF 解救次数，密切监测肾功能 （2）发生肾衰竭后立即加大 CF 解救剂量并缩短 CF 解救间隔时间，使用连续性肾脏替代治疗（CRRT），可联合血浆置换（PE），高通量血液透析对降低 MTX 血药浓度最有效；CF 应用至 MTX 被完全清除，对于重症患者，可应用至 MTX 清除完成后 1~2 天	葡聚糖肽酶（羟肽酶 G2）可在细胞外将 MTX 分解成非活性代谢物，用之前或之后 2 小时内不用 CF	

大剂量甲氨蝶呤相关并发症

分类	I 级推荐	II 级推荐	III 级推荐
骨髓抑制	（1）监测血常规，成分输血，预防感染，无须预防性应用 G-CSF 和 TPO 等细胞因子，仅在各系减低或有减低趋势时应用 （2）当中性粒细胞缺乏伴发 1~2 级非感染性发热或黏膜炎时，应暂停所有骨髓抑制化疗药物，直至体温和 CRP 恢复正常、黏膜炎消退、血培养阴性		
感染	（1）加强局部护理等支持治疗 （2）出现中性粒细胞缺乏伴发热时，应暂停所有化疗，完善病原学检查，参照相关指南选用敏感抗生素		
神经毒性	（1）镇静、降颅压等对症治疗 （2）停用所有具有神经毒性药物，完善颅脑 MRI 检查	氨茶碱 2.5mg/kg，持续静脉输注 60 分钟	定期进行神经心理认知评估

大剂量甲氨蝶呤相关并发症

HDMTX 用药剂量的调整

根据内生肌酐清除率调整初始用药剂量
（Ccr 校正：Ccr 校正值（Y）计算公式为：Y=Ccr 实际报告值 ×1.73/ 实际体表面积）

校正 Ccr/（ml·min^{-1}）	剂量 /%
70~85	80
55~70	70
40~55	50
20~40	40

根据上一疗程 44 小时的 MTX 浓度值

MTX 浓度 /（μmol·L^{-1}）	剂量 /%
<0.5	+20%
0.5~1	维持原剂量
>1	−20%

大剂量甲氨蝶呤相关并发症

并发症的防治（续）

亚叶酸解救方案调整		
[MTX] μmol/L（44~48 小时）	[MTX] μmol/L（68~72 小时）	CF（单次剂量 mg/m^2）
≤ 1.0	≤ 0.4	10/15
1.0< [MTX] ≤ 2.0	0.4< [MTX] ≤ 0.5	30
2.0< [MTX] ≤ 3.0	0.5< [MTX] ≤ 0.6	45
3.0< [MTX] ≤ 4.0	0.6< [MTX] ≤ 0.8	60
4.0< [MTX] ≤ 5.0	0.8< [MTX] ≤ 1.0	75
5.0< [MTX] ≤ 6.0	1.0< [MTX] ≤ 1.5	90
6.0< [MTX] ≤ 7.0	1.5< [MTX] ≤ 2.0	100

大剂量甲氨蝶呤相关并发症

参考文献

[1] HOWARD SC, MCCORMICK J, PUI CH, et al. Preventing and managing toxicities of high-dose methotrexate. Oncologist, 2016, 21 (12): 1471-1482.

[2] 中国临床肿瘤协会 (CSCO), 中国临床肿瘤协会抗白血病联盟, 中国临床肿瘤协会抗淋巴瘤联盟. 大剂量甲氨蝶呤亚叶酸钙解救疗法治疗恶性肿瘤专家共识. 中国肿瘤临床, 2019, 46 (15): 761-767.

[3] SCHMIEGELOW K. Advances in individual prediction of methotrexate toxicity: A review. Br J Haematol, 2009, 146 (5): 489-503.

[4] ASSELIN BL, DEVIDAS M, WANG C, et al. Effectiveness of high-dose methotrexate in T-cell lymphoblastic leukemia and advanced-stage lymphoblastic lymphoma: A randomized study by the Children's Oncology Group (POG 9404). Blood, 2011, 118 (4): 874-883.

[5] JEHA S, PEI D, CHOI J, CHENG C, et al. Improved CNS control of childhood acute lymphoblastic leukemia without cranial irradiation: St Jude Total Therapy Study 16. J Clin Oncol, 2019, 37 (35): 3377-3391.

[6] MEDRANO C, OBERIC L, PUISSET F, et al. Life-threatening complications after high-dose methotrexate and the benefits of glucarpidase as salvage therapy: A cohort study of 468 patients. Leuk Lymphoma, 2020, 12: 1-8.

[7] HOLMBOE L, ANDERSEN AM, MØRKRID L, et al. High dose-methotrexate chemotherapy: Pharmacokinetics, folate and toxicity in osteosarcoma patients. Br J Clin Pharmacol, 2012, 73 (1): 106-114.

[8] WIDEMANN BC, BALIS FM, KEMPF-BIELACK B, et al. High dose methotrexate-induced nephrotoxicity in patients with osteosarcoma: Incidence, treatment, and outcome. Cancer, 2004, 100 (10): 2222-2232.

[9] SKÄRBY TV, ANDERSON H, HELDRUP J, et al. High leucovorin doses during high-dose methotrexate treatment

may reduce the cure rate in childhood acute lymphoblastic leukemia. Leukemia, 2006, 20 (11): 1955-1962.

[10] WIDEMANN BC, BALIS FM, KIM A, et al. Glucarpidase, leucovorin, and thymidine for high-dose methotrexate-induced renal dysfunction: Clinical and pharmacologic factors affecting outcome. J Clin Oncol, 2010, 28 (25): 3979-3986.

[11] KATTURAJAN R, S V, RASOOL M, EVAN PRINCE S, et al. Molecular toxicity of methotrexate in rheumatoid arthritis treatment: A novel perspective and therapeutic implications. Toxicology, 2021, 461: 152909.

[12] DAETWYLER E, BARGETZI M, OTTH M, et al. Late effects of high-dose methotrexate treatment in childhood cancer survivors: A systematic review. BMC Cancer, 2022, 22 (1): 1-12.

十五、急性白血病患儿肿瘤裂解综合征

1. 治疗前评估

	I 级推荐	II 级推荐	III 级推荐
病史与体格检查	详尽病史采集: 主诉,现病史,既往史,个人史,家族史 体格检查: 生命体征,浅表淋巴结和肝脾肿大,水肿情况,腹部和其他部位包块		
实验室检查	血常规(WBC 总数、分类计数和幼稚细胞计数及比例)、肝功能(重点关注 LDH 水平)、肾功能(重点关注血肌酐)、电解质(钾、钙、磷和钠)、血尿酸、尿常规(关注尿比重)		
器械和影像学检查	心电图、心脏超声、肝胆胰脾和肾脏超声	胸腹部 CT 或 MRI、睾丸超声	PET/CT(髓肉瘤情况下可选择)
骨髓检查	骨髓穿刺、MICM 分型;骨髓穿刺困难或失败情况下,可选择骨髓活检		

2. 危险分层标准

分层	I级推荐	II级推荐	III级推荐
低危（<1%）	① AML，WBC<25×10^9/L，且 LDH<$2 \times$ ULN ②如存在肾功能障碍和/或白血病肾脏浸润证据，调整为中风险		
中危（1%~5%）	① AML，WBC<25×10^9/L，但 LDH<$2 \times$ ULN ② AML，WBC≥25×10^9/L，但<100×10^9/L ③ ALL，WBC<100×10^9/L；且 LDH<$2 \times$ ULN ④如存在肾功能障碍和/或白血病肾脏浸润证据，调整为高风险		
高危（>5%）	① AML，WBC>100×10^9/L ② ALL，WBC<100×10^9/L，但 LDH>$2 \times$ ULN ③ ALL，WBC>100×10^9/L ④所有伯基特白血病		

注：AML.急性髓细胞白血病；ALL.急性淋巴细胞白血病；WBC.白细胞；LDH.乳酸脱氢酶；ULN.正常值上限。

急性白血病患儿肿瘤裂解综合征

【注释】

1. 肿瘤裂解综合征（tumor lysis syndrome，TLS）是指肿瘤细胞大量、快速裂解，各种电解质、蛋白质和核酸代谢产物释放入血所致的急性代谢紊乱症候群。一般发生于肿瘤化疗和放疗后，少数情况下可自发性肿瘤裂解，为一种潜在致死性危急重症，是导致急性肾损害、心律失常、抽搐和治疗相关早期死亡的重要原因。儿童急性白血病为发生 TLS 的高危人群[1-2]。

2. 临床医师应高度警觉 TLS 发生风险，综合肿瘤相关危险因素（白血病类型、肿瘤负荷程度、肾脏浸润或受累状况、化疗敏感性）、器官功能状况等患者相关危险因素，以及治疗相关危险因素，合理划分和调整 TLS 危险度，相应进行分层预防和治疗，对于避免器官功能损害、降低早期死亡具有重要临床意义[1-2]。

3. 近年来，由于新型治疗措施的临床应用，尤其是成人慢性淋巴细胞白血病和复发难治 AML 维奈妥克（veletoclax）治疗后相当部分病例发生 TLS，国际上对淋巴造血肿瘤 TLS 的危险度分类进行了相应修订[3]。目前我国儿童白血病新型靶向治疗的临床应用总体上相对较少，因此，参照 2010 年儿童和成人恶性肿瘤 TLS 危险度评估和预防国际专家委员会共识意见，依据 WBC 计数和血清 LDH 水平这 2 个简单易行的指标[1]，划分我国儿童白血病 TLS 危险度可能具有更好的临床实用性和可及性。

3. 诊断

LTLS 诊断标准：同一个 24 小时内存在 ≥ 2 项下列代谢异常。

	Ⅰ级推荐	Ⅱ级推荐	Ⅲ级推荐
代谢异常和临床表现			
高尿酸血症	血尿酸 ≥ 476μmol/L（8mg/dl），或较基线值升高 >25%		
高磷血症	血磷 ≥ 2.1mmol/L（6.5mg/dl）（儿童），或 ≥ 1.45mmol/L（4.5mg/dl）（成人），或较基线值升高 ≥ 25%		
高钾血症	血钾 ≥ 6mmol/L（6mmol/L）或较基线值升高 >25%		
低钙血症	血钙 ≤ 1.75mmol/L（7.0mg/dl），或较基线值降低 >25%		

注：LTLS. 实验室肿瘤裂解综合征。

CTLS 诊断标准：LTLS 基础上，存在下列任何一项临床表现。

	I 级推荐	II 级推荐	III 级推荐
急性肾损伤	定义：①血肌酐水平较基线值升高 ≥ 26.5μmol/L（0.3mg/dL），或单次测定值 ≥ 1.5 × ULN（同年龄同性别儿童）；和 / 或②少尿 [6 小时平均尿量<0.5ml/（kg·h）]，且持续 ≥ 6 小时		
心律失常	可能或肯定由高钾血症所致；可能或肯定由低钙血症所致		
抽搐	一般为低钙血症所致，可伴有其他神经肌肉激惹 / 不稳定相关临床表现或体征，如手足搐搦、肌肉抽动、感觉异常、缺钙束臂征阳性、面神经症阳性、腕足痉挛、喉痉挛，支气管痉挛；以及可能或肯定由低钙血症所致的低血压，心力衰竭		
猝死	通常是由于严重高钾血症或严重低钙血症所致		

注：CTLS. 临床肿瘤裂解综合征。

急性白血病患儿肿瘤裂解综合征

【注释】

1. TLS 可于化疗前 3 天至化疗后 7 天内发生。白血病相关 TLS 通常发生于化疗后，与白血病类型、肿瘤负荷、化疗强度和预防措施等多种因素密切。尽管 LTLS 相关代谢异常可于化疗后 6~24 小时即已发生，但中高风险患者 TLS 高峰发病时间一般在化疗开始后 3 天左右。高钾血症发生最早（可于化疗后 6~12 小时发生），高磷血症通常于化疗后 24~48 小时发生，而高尿酸血症一般发生于化疗后 48~72 小时[4]。了解 TLS 相关代谢紊乱发生的高峰时间，有助于临床医师关注化疗后不同时间段 TLS 预防和治疗的重点。

2. 急性肾损伤（acute kidney injury，AKI）是诊断临床肿瘤裂解综合征（clinical TLS，CTLS）的重要依据，在实验室肿瘤裂解综合征（laboratory TLS，LTLS）基础上，一旦发生 AKI 就可诊断 CTLS。TLS 相关 AKI 临床上一般表现为少尿型急性肾衰竭（oliguric acute renal failure），主要机制在于尿酸盐、磷酸钙和黄嘌呤在肾小管结晶沉积。AKI 又加重代谢紊乱和器官功能损害，为 TLS 相关死亡的独立危险因素[4-5]。因此，应高度重视儿童白血病患者化疗前白血病肾脏浸润和/或肾功能状况，以及血电解质和血尿酸水平。如存在血肌酐水平增高、少尿或肾脏浸润的证据，要相应调整 TLS 风险和预防治疗措施。

4. 预防和治疗

预防和治疗	CTLS 风险	Ⅰ级推荐	Ⅱ级推荐	Ⅲ级推荐
一般措施	低中高风险（尤其是中~高风险），以及 CTLS 诊断病例	①积极治疗感染、脓毒血症、DIC，纠正低血压和低血容量 ②避免使用肾毒性药物 ③建议低钾、低磷和低蛋白质饮食 ④监测：推荐 24 小时一次，血电解质、血尿酸和血肌酐水平，以及液体入量、尿量、血压和体重等 ⑤减低强度预化疗：TLS 高风险或已发生 CTLS 者，可给予减低强度预化疗		
动态监测	低中高风险	①监测内容：血电解质（钾、磷和钙）、血尿酸和血肌酐水平，以及尿量、血压和体重等，必要时心脏监护 ②推荐监测频次：低风险 24 小时一次；中风险 8~12 小时一次；高风险 6~8 小时一次，同时持续心电监护；CTLS 诊断病例 4~6 小时一次，持续心电监护，推荐转入 ICU 病房		

预防和治疗	CTLS 风险	I 级推荐	II 级推荐	III 级推荐
水化	低中高风险	①一般于化疗开始前 24~48 小时静脉充分水化，直至化疗后 48~72 小时，目的在于降低血钾、血磷和血尿酸浓度；增加肾血流量和肾小管尿液流速，保障充足尿量，防止尿酸和磷酸盐结晶沉积，促进尿酸和磷排泄 ②水化液体总量和组成：推荐 3 000~3 500ml/（m²·d），或 125ml/（m²·h），1/4 张力含钠液，一般情况下不含钾、钙、磷		
利尿	低中高风险	①适应证：充分水化，保障充足尿量［儿童>3~4ml/（kg·h）］，促进尿酸和磷的排泄。如尿量不足，排除尿路梗阻情况下可酌情利尿 ②利尿药选择和推荐剂量：推荐袢利尿药，如呋塞米 0.5~1.0mg/（kg·次）。不推荐噻嗪类利尿药，可增高尿酸水平		

预防和治疗（续）

预防和治疗	CTLS 风险	Ⅰ级推荐	Ⅱ级推荐	Ⅲ级推荐
碱化尿液	低中风险	①由于尿酸氧化酶的临床应用，目前不推荐常规尿液碱化，避免促进磷酸钙和黄嘌呤结晶沉积，引起或加重 AKI ②拉布立酶预防和治疗，或基线血磷值已升高者，均不推荐尿液碱化 ③别嘌呤醇预防 TLS 情况下，尿液过度碱化应慎重，避免促进黄嘌呤结晶沉积 ④如需尿液碱化，可于水化液中加入 $NaHCO_3$ 50~100mmol/L，动态监测和维持尿 pH 为 6.0~7.5		
降低尿酸	低中高风险	①低风险：推荐别嘌醇口服，剂量 300mg/($m^2 \cdot d$)，每日 2 次或每日 3 次，儿童最大剂量 600mg/($m^2 \cdot d$)，于化疗前 1~2 天开始服用，连续服用 7 天或直至 TLS 消退 ②中风险：推荐别嘌醇或拉布立酶。血尿酸基线值已升高者，首选拉布立酶。推荐剂量 0.2mg/kg，静脉输注 30 分钟，每日 1 次，最多 5 天。于化疗前 4~24 小时给药 ③高风险和 CTLS：推荐拉布立酶，剂量和使用方法同上		

预防和治疗	CTLS 风险	I 级推荐	II 级推荐	III 级推荐
高钾血症	高风险和CTLS	①低钾饮食 ②避免静脉水化液体中补钾 ③持续心电监护 ④严重高钾血症在紧急血液透析治疗前，可先给予胰岛素 0.1U/kg，和 25% 葡萄糖 2ml/kg，促进血钾向细胞内转移。同时可给予葡萄糖酸钙，拮抗高钾血症所致心律失常发生风险 ⑤血液透析		
低钙血症	低中高风险	①无症状低钙血症一般随高磷血症的纠正而恢复，无须特殊处理 ②症状性低钙血症者，可给予 10% 葡萄糖酸钙 1~2mg/kg，目的在于缓解症状，而非完全纠正低钙血症		
高磷血症	低中高风险，CTLS	①低磷饮食 ②水化液体不含磷 ③避免尿液（过度）碱化 ④必要时血液透析治疗		

急性白血病患儿肿瘤裂解综合征

【注释】

1. 动态监测和充分水化为 TLS 最重要的预防和治疗措施，要根据监测结果及时调整预防和治疗策略和措施。此外，TLS 发生发展是一个动态变化的过程，应依据 TLS 风险，临床严密监测患者病情变化，动态监测相关实验室指标[1-2]。

2. 尿液碱化：由于尿酸氧化酶的逐渐临床应用，目前已不推荐尿液碱化，避免过度碱化促进磷酸钙和黄嘌呤结晶沉积，反而可能引起和加重 AKI。应必须动态监测尿 pH，如预防性使用拉布立酶（rasburicase）或已存在高磷血症，尿液碱化应极为慎重。此外，别嘌醇预防 TLS 情况下，也不推荐尿液碱化，避免促进黄嘌呤结晶沉积。

3. 尿酸氧化酶为一种快速强效尿酸降解酶，对肿瘤患者 TLS 相关高尿酸血症的预防和治疗产生积极影响，显著降低 TLS 及其相关急性肾损伤和死亡发生率。近年对成人和儿童肿瘤患者的临床研究结果表明，成人拉布立酶 6mg，儿童拉布立酶 0.15mg/kg 单次输注，也能快速持续降低血尿酸至正常水平，平均尿酸降低程度分别为 8.45mg/dl 和 10mg/dl，有效率分别为 90% 和 93.6%，可有效降低药物费用，具有较高的性价比[6-9]。口服黄嘌呤氧化酶抑制剂非布索坦（febuxostat）对黄嘌呤氧化酶抑制作用强于别嘌醇，肾功能损害情况下无须调整剂量，但预防 TLS 和急性肾衰的疗效并不优于别嘌呤醇。由于存在严重变态反应风险，不推荐一线应用[10]。

4. 别嘌醇为黄嘌呤氧化酶抑制剂，降低尿酸生成，但对已生成的尿酸无效，且可能增高黄嘌呤水平，一般适用于 TLS 低风险和中风险病例的预防。由于起效慢，一般于化疗开始前 1~2 天服用。肾功能损害或血尿酸升高时，别嘌醇剂量不宜过大。

参考文献

[1] CAIRO MS, COIFFIER B, REITER A, et al. Recommendations for the evaluation of risk and prophylaxis of tumour lysis syndrome (TLS) in adults and children with malignant diseases: An expert TLS panel consensus. Br J Haematol, 2010, 149 (4): 578-586.

[2] JONES GL, WILL A, JACKSON GH, et al. Guidelines for the management of tumour lysis syndrome in adults and children with haematological malignancies on behalf of the British Committee for Standards in Haematology. Br J Haematol, 2015, 169 (5): 661-671.

[3] HOWARD SC, TRIFILIO S, GREGORY TK, et al. Tumor lysis syndrome in the era of novel and targeted agents in patients with hematologic malignancies: A systematic review. Ann Hematol, 2016, 95 (4): 563-573.

[4] HOWARD SC, JONES DP, PUI CH. The tumor lysis syndrome. New Engl J Med, 2011, 364 (19): 1844-1854.

[5] DARMON M, GUICHARD I, VINCENT F, et al. Prognostic significance of acute renal injury in acute tumor lysis syndrome. Leuk Lymphoma, 2010, 51 (2): 221-227.

[6] CHEUK DK, CHIANG AK, CHAN GC, et al. Urate oxidase for the prevention and treatment of tumour lysis syndrome in children with cancer. Cochrane Database Syst Rev, 2017, 3 (3): CD006945.

[7] GALARDY PJ, HOCHBERG J, PERKINS SL, et al. Rasburicase in the prevention of laboratory/clinical tumour lysis syndrome in children with advanced mature B-NHL: A Children's Oncology Group Report. Br J Haematol, 2013, 163 (3): 365-372.

[8] SYRIMI E, GUNASEKERA S, NORTON A, et al. Single dose Rasburicase is a clinically effective pharmacoeconomic approach for preventing tumour lysis syndrome in children with high tumour burden. Br J Haematol, 2018, 181

急性白血病患儿肿瘤裂解综合征

(5): 696-698.

[9] YU X, LIU L, NIE X, et al. The optimal single-dose regimen of rasburicase for management of tumour lysis syndrome in children and adults: A systematic review and meta-analysis. J Clin Pharm Ther, 2017, 42 (1): 18-26.

[10] SPINA M, NAGY Z, RIBERA JM, et al. FLORENCE: a randomized, doubleblind, phase Ⅲ pivotal study of febuxostat versus allopurinol for the prevention of tumor lysis syndrome (TLS) in patients with hematologic malignancies at intermediate to high TLS risk. Ann Oncol, 2015, 26 (10): 2155-2161.

十六、幼年型粒单核细胞白血病

幼年型粒单核细胞白血病（Juvenile myelomonocytic leukemia，JMML）是发生于婴幼儿恶性血液系统疾病，年发病率为 $1.2/10^7$，占儿童白血病的 2%~3%。JMML 表型异质性较大，常见临床症状及体征有发热、面苍、淋巴结和肝脾肿大，部分患者可见非特异性皮疹。90% 以上的 JMML 患儿可检测出 *RAS* 相关基因突变。携带 *CBL* 胚系突变及少部分 *NRAS* 体细胞突变 JMML 患儿可获得自发缓解。造血干细胞移植（HSCT）是治愈 JMML 的唯一手段，但移植后仍有较高的复发率。

1. 治疗前评估

	I 级推荐	II 级推荐	III 级推荐
常规检查	完整病史采集： 主诉，现病史，既往史，家族史 生长发育史，疫苗接种史 体格检查： 生命体征测量，皮疹，浅表淋巴结，肝脾		

治疗前评估（续）

	Ⅰ级推荐	Ⅱ级推荐	Ⅲ级推荐
实验室检查	血常规及外周血分类，CRP，生化全项，凝血功能，胎儿血红蛋白，铁蛋白，CMV-DNA，EBV-DNA，HIV，肝炎病毒免疫功能，尿便常规		
影像学检查	心电图，心脏超声，腹部超声，泌尿系超声，胸部 CT		脾脏三维超声 [a]
骨髓检查	骨髓细胞形态学，染色体核型分析，分子生物学检测（融合基因 *BCR∷ABL*）血液肿瘤基因检测（包含 *JMML* 基因突变，*PTPN11*，*NRAS*，*KRAS*，*NF1*，*CBL*）造血干细胞培养（-GM-CSF）[b]	MDS 免疫分型（流式细胞学）细胞遗传学（FISH 方法）	骨髓组织病理及免疫组化 [d]
正常组织突变检查	*JMML* 阳性基因检测（指甲或发根）[c]		

幼年型粒单核细胞白血病

【注释】

a 采用彩色超声诊断仪三维腹部容积探头进行脾脏容积图像收集重建三维模型明确患者脾脏大小。

b 对于 *JMML* 基因突变（*PTPN11*、*NRAS*、*KRAS*、*CBL*、*NF1*）阴性患儿进行造血干细胞培养（GM-CSF）检测。

c 通过体细胞基因检测明确体细胞或者胚系突变，建议选取指甲根部或带毛囊的发根进行检测。

d 骨髓干抽的患儿应进行骨髓活检及免疫组化。

2. 诊断标准[1-2]

	JMML WHO 诊断标准	JMML ICC 诊断标准
临床和血液学特征	①外周血单核细胞计数 ≥ 1×10^9/L ②外周血和骨髓原始细胞比例<20% ③脾大 ④ Ph 染色体（*BCR::ABL* 融合基因）阴性	①外周血单核细胞计数 ≥ 1×10^9/L（7% 患者不满足此条） ②脾大（3% 患者不满足此条） ③外周血和骨髓原始细胞比例<20% ④ *BCR::ABL* 融合基因阴性
遗传学特征（至少符合 1 条标准）	*KMT2A* 重排（−）且至少符合以下 1 条标准 ① *PTPN11* 或 *KRAS*、*NRAS* 体细胞突变 ②临床诊断为 I 型纤维瘤病或 *NF1* 基因突变 ③ *CBL* 基因胚系突变或 *CBL* 基因杂合缺失	① *PTPN11*、*KRAS*、*NRAS* 或 *RRAS* 体细胞突变 ② *NF1* 胚系突变和 *NF1* 杂合缺失或临床诊断为 I 型纤维瘤病 ③ *CBL* 基因胚系突变和 *CBL* 基因杂合缺失
其他	符合以下任意 2 条标准： ①血红蛋白 F（HbF）高于正常同龄儿童 ②外周血涂片发现髓系或红系前体细胞 ③造血干细胞培养 GM-CSF 高敏感性 ④ *STAT5* 高度磷酸化	

3. 预后及分层因素 [3-5]

预后因素	I 类推荐	II 类推荐	III 类推荐
预后不良	*PTPN11* 体细胞突变，*NF1* 胚系突变 年龄 ≥ 2 岁 血小板 ≤ 40 × 10⁹/L HbF 升高 DNA 高甲基化，≥ 2 个 *RAS* 突变 AML 样基因表达谱 *SETBP1* 或 *JAK3* 继发基因突变	女性	
预后中等	正常染色体核型	*KRAS* 体细胞突变	
预后良好	*CBL* 胚系突变，部分 *NRAS* 突变 DNA 低甲基化		

4. 治疗 [6]

	Ⅰ类推荐	Ⅱ类推荐	Ⅲ类推荐
CBL 胚系突变 / 部分 *NRAS* 体细胞突变	观察等待		
PTPN11/KRAS/ 部分 *NRAS* 体细胞突变 *NF1* 胚系突变, 7 号染色体单体 ≥ *2 个 RAS* 通路异常基因	尽早清髓性异基因造血干细胞移植	移植前后给予去甲基化药物治疗 (地西他滨或阿扎胞苷)	细胞毒药物（阿糖胞苷，氟达拉滨等）
无遗传学及分子生物学异常	根据病情严重程度及进展速度针对性治疗，多数需造血干细胞移植	去甲基化药物治疗	

幼年型粒单核细胞白血病

5. 评估指标 [7]

评估指标	治疗前基线特征	满足 CR 标准	满足 PR 标准	满足 PD 标准
临床指标 （1）白细胞计数 （2）周血髓系及红系前体细胞 （3）血小板计数 （4）骨髓原始细胞 （5）脾脏大小 ①临床检查 ②腹部超声 （6）髓外病变	$>20 \times 10^9/L$ $\geqslant 5\%$ $<100 \times 10^9/L$ $\geqslant 5\%$ 肋缘下 $\geqslant 2cm$ 脾长度 $\geqslant 150\%$ 正常上限 髓外浸润	$(3.0\sim15.0) \times 10^9/L$ $0\sim1\%$ $\geqslant 100 \times 10^9/L$ $<5\%$ 无脾大 无脾大、无浸润	比治疗前减 50% 以上，但仍 $>15 \times 10^9/L$ 比治疗前减 50% 以上，但仍 $\geqslant 2\%$ 基线 $\geqslant 20 \times 10^9/L$ 增长量应 $\geqslant 20 \times 10^9/L$ 基线 $<20 \times 10^9/L$ 增长应 $\geqslant 100\%$，计数 $>20 \times 10^9/L$ 比治疗前减少 50% 以上，但仍 $\geqslant 5\%$ 比治疗前肋缘下缩小 50% 长度缩小 $>25\%$，仍为脾大	

幼年型粒单核细胞白血病

294

评估指标	治疗前基线特征	满足 CR 标准	满足 PR 标准	满足 PD 标准
细胞遗传学	体细胞遗传学改变	正常核型		复发或合并新的遗传学异常
分子生物学	体细胞基因突变	无体细胞基因突变		复发或新发 JMML 特异性体细胞突变
嵌合状态（限异基因移植后患者）	移植后出现>15% 自体细胞	完全供者嵌合		自体细胞增加 50% 且>5%

幼年型粒单核细胞白血病

	临床缓解状态评估		基因缓解状态评估
临床完全缓解（cCR）	满足（1）~（6）条 CR 疗效指标且持续至少 4 周	基因完全缓解（gCR）	染色体核型正常且无 *PTPN11*，*NF1*，*NRAS*，*KRAS*，*CBL* 突变
临床部分缓解（cPR）	不满足 cCR，满足（1-6）至少 1 条 PR 指标，并且不符合 PD 指标	/	/
临床疾病稳定（cSD）	不满足 cCR 和 cPR 并且不符合 PD 指标	基因稳定（gSD）	不满足 gCR 并且不符合遗传学及分子生物学 PD
临床疾病进展（cPD）	满足任意 1 条 PD 指标	基因进展（gPD）	满足任意 1 条遗传学及分子生物学 PD 指标
临床复发（cRel）	获得 cCR 或 cPR 后出现任意 1 条 PD 指标	基因复发（gRel）	再次出现异常染色体核型或之前无 *JMML* 基因的出现新的 *JMML* 基因突变

异基因造血干细胞移植后疗效评估

	移植后缓解状态评估
完全缓解（CR）	中性粒细胞植入且符合： 1. 外周血或骨髓完全供者嵌合 2. 既往携带的遗传学和分子生物学异常均消失 未获得完全供者嵌合且初诊时无遗传学或分子生物学异常的需满足以下全部条件： a. 初诊脾大患者，脾大消失（包括查体和超声） b. 白细胞计数 $< 15 \times 10^9/L$ c. 骨髓幼稚细胞 $< 5\%$ d. 外周血髓系/红系前体细胞 $\leqslant 1\%$
复发（Relapse）	1. 出现 JMML 临床症状且混合嵌合 $> 5\%$ 2. 骨髓幼稚细胞 $\geqslant 5\%$，外周血幼稚细胞及髓系/红系前体细胞合计 $\geqslant 5\%$ 3. 遗传学复发：再次出现克隆性细胞遗传学异常 4. 分子生物学复发：再次出现获得性基因突变

幼年型粒单核细胞白血病

参考文献

［1］ KHOURY JD, SOLARY E, ABLA O, et al. The 5th edition of the World Health Organization Classification of haematolymphoid tumours: Myeloid and histiocytic/dendritic neoplasms. Leukemia, 2022, 36 (7): 1703-1719.

［2］ ARBER DA, ORAZI A, HASSERJIAN RP, et al. International Consensus Classification of Myeloid Neoplasms and Acute Leukemias: Integrating morphologic, clinical, and genomic data. Blood, 2022, 140 (11): 1200-1228.

［3］ SCHÖNUNG M, MEYER J, NÖLLKE P, et al. International consensus definition of dna methylation subgroups in Juvenile myelomonocytic leukemia. Clin Cancer Res, 2021, 27 (1): 158-168.

［4］ NIEMEYER CM. JMML genomics and decisions. Hematology Am Soc Hematol Educ Program, 2018, 2018 (1): 307-312.

［5］ MAYERHOFER C, NIEMEYER CM, FLOTHO C. Current treatment of Juvenile myelomonocytic leukemia. J Clin Med, 2021, 10 (14)

［6］ LOCATELLI F, NIEMEYER CM. How I treat juvenile myelomonocytic leukemia. Blood, 2015, 125 (7): 1083-1090.

［7］ NIEMEYER CM, LOH ML, CSEH A, et al. Criteria for evaluating response and outcome in clinical trials for children with juvenile myelomonocytic leukemia. Haematologica, 2015, 100 (1): 17-22.

幼年型粒单核细胞白血病

十七、儿童慢性粒单核细胞白血病

1. 治疗前评估

	I 级推荐	II 级推荐	III 级推荐
常规检查	完整的病史： 主诉、现病史、即往史、家族史、生长发育史、疫苗接种史（1A 类） 体格检查： 脾脏大小（触诊）、肋缘下长度（1A 类）		
实验室检查	外周血细胞计数（1A 类） 外周血涂片分类计数 [a]（1A 类） 外周血免疫表型分析，特别是外周血单核细胞亚群分析 [b]（1A 类） 生化功能、凝血功能、铁蛋白、乳酸脱氢酶 CMV/EBV-DNA、HIV、肝炎病毒 免疫功能、大小便常规（1B 类）		

治疗前评估（续）

	I 级推荐	II 级推荐	III 级推荐
影像学检查	肝脏、脾脏超声或 CT 检查（1A 类） 心电图、心脏超声、泌尿系统超声 胸部 CT		头颅 MRI
骨髓检查	骨髓穿刺涂片分类[a]（1A 类） 骨髓免疫表型分析，特别是外周血单核 细胞亚群分析（1A 类） 骨髓活检组织切片病理细胞学分析和网 状纤维（嗜银）染色[c]（1A 类） 染色体核型分析[d]（1A 类） 分子学检测[e]（1A 类）		

【注释】

a 外周血涂片至少要分类计数 100 个白细胞，骨髓涂片应计数 200~500 个有核细胞。原始细胞包括原始粒细胞、原始单核细胞和幼稚单核细胞。单核细胞应区分成熟单核细胞和不成熟单核细胞。各系列是否发育异常，判断标准与 MDS 的判断标准相同[1]。

b CMML 外周血单核细胞免疫分型[2]

	Ⅰ级推荐			Ⅱ级推荐	Ⅲ级推荐
外周血免疫分型（ⅠA 类）	单核细胞表型分析	表型定义	比例		
	经典型（MO1）	$CD14^{bright}/CD16^-$	≥94%		
	中间型（MO2）	$CD14^{bright}/CD16^+$	<20%		
	非经典型（MO3）	$CD14^{dim}/CD16^+$	<5%		

c 骨髓活检必要时用 CD34、CD68、CD163 和 CD16 等抗体加做免疫组织化学染色。

d 常规染色体核型分析没有足够（20 个）中期分裂象时，应采用包括 5q31、cep7、7q31、20q、cep8、cepY 和 TP53 探针加做 FISH 检测。采用间期 FISH，TET2（4q24）、NF1（17q11）、ETV6（12p13）等基因隐匿性缺失检出率 2%~10%[3-4]。

	I 级推荐		II 级推荐	III 级推荐
CMML 常见遗传学异常（1A 类）				

异常	检出率［%，均数（范围）］
常规染色体核型	
+8	6.5（4.0~10.0）
−7/7q−	5.0（3.0~8.5）
−Y	4.5（3.0~6.0）
复杂核型	4.1（3.0~6.0）
−20/del（20q）	2.8（1.0~5.0）
+21	1.3（0.5~2.0）
间期荧光原位杂交	
TET2 缺失	8.3（6.0~10.0）
NF1 缺失	5.0（4.0~6.0）
ETV6 缺失	3.0（2.0~4.0）

注：细胞遗传学危度分层：+8、−7/7q− 或复杂核型为高危组，正常核型或 −Y 为低危组，除外高危和低危所有染色体异常归为中危组

e *BCR*::*ABL* 融合基因，伴嗜酸粒细胞增多患者还应该检测 *PDGFRA*、*PDGFRB*、*FGF1* 重排或 *PCM1*::*JAK2* 融合基因[5]。

	I 级推荐			II 级推荐	III 级推荐
典型 CMML 患者可检测到的常见突变基因 (1A 类)	基因	分类和功能	相对频率	临床影响		
	ASXL1	表观遗传学调控、组蛋白修饰	40%	预后不良、CHIP/ARCH		
	EZH2	表观遗传学调控、组蛋白修饰	5%			
	TET2	表观遗传学调控、DNA 甲基化	60%	CHIP/ARCH		
	DNMT3A	表观遗传学调控、DNA 甲基化	5%	预后不良、CHIP/ARCH		
	IDH1	表观遗传学调控	1%	药物靶点		
	IDH2	表观遗传学调控	5%~10%	药物靶点		
	CBL	信号通路	15%	RAS 通路		
	NRAS	信号通路	15%	预后不良、RAS 通路		
	KRAS	信号通路	10%	RAS 通路		
	PTPN11	信号通路	5%	RAS 通路		
	FLT3	信号通路	<5%	AML 相关、药物靶点		
	SRSF2	Pre-mRNA 剪接	50%			
	SF3B1	Pre-mRNA 剪接	5%~10%			
	U2AF1	Pre-mRNA 剪接	5%~10%			
	ZRSR2	Pre-mRNA 剪接	5%			
	RUNX1	基因转录	15%	预后不良、AML 相关		
	SETBP1	基因转录	15%	预后不良		
	TP53	DNA 损伤	1%	预后不良		
	PHF6	染色体衔接	5%			

2. 诊断与鉴别诊断

典型 CMML 最低诊断标准[6]	I 级推荐	II 级推荐	III 级推荐
A 确诊依据	持续（≥3 个月）外周血单核细胞[a]增多≥$1.0×10^9$/L，且白细胞分类计数单核细胞比例>10%（1A 类） 排除 *BCR::ABL1* 阳性白血病、经典的 MPN 和所有可能导致慢性持续性单核细胞增多的骨髓肿瘤[b]（1A 类） 外周血和骨髓涂片中的原始细胞计数<20%，排除所有其他可作为 AML 证据的组织病理学、形态学、分子和细胞遗传学特征（1A 类）		
B 形态学标准	骨髓涂片中以下任意一系至少10%的细胞有发育异常：红系、粒系和巨核细胞系（1A 类）		

诊断与鉴别诊断（续）

典型 CMML 最低诊断标准[6]	I 级推荐	II 级推荐	III 级推荐
C 辅助标准	适用于符合 A 但不符合 B 的患者，以及其他表现出 CMML 典型临床特征的患者[c]（1A 类） 通过常规核型分析或 FISH 发现典型的染色体异常 骨髓活检切片的组织学和/或免疫组织化学异常发现支持 CMML 的诊断 流式细胞术检测骨髓和外周血细胞的异常免疫表型，表明单核和其他髓系细胞中有伴多种 CMML 相关的表型异常的异常/发育异常细胞群体 通过分子（测序）研究确定存在 CMML 相关突变的髓系细胞克隆细胞群体证据		

【注释】

a　寡单核细胞 CMML（0-CMML）：CMML 一个特殊类型，其最低诊断标准除外周血单核细胞绝对值为（0.5~0.9）×10^9/L 外，其他诊断条件同典型 CMML 最低诊断标准。

儿童慢性粒单核细胞白血病

b 典型 CMML 需要和可能发展为 CMML 的前驱疾病鉴别，这类前驱疾病包括意义未明的特发性单核细胞增多症（IMUS）和意义未定的克隆性单核细胞增多症（CMUS）。

	I 级推荐					II 级推荐	III 级推荐
典型 CMML 前驱疾病鉴别（1A 类）	**特征**	**IMUS**	**CMUS**	**O-CMML**	**CMML**		
	单核细胞绝对数增多（$\geqslant 0.5 \times 10^9/L$）	+	+	+	+		
	单核细胞显著增多（$\geqslant 1.0 \times 10^9/L$）	+/−	+/−	−	+		
	单核细胞相对增多（$\geqslant 10\%$ 的白细胞）	+	+	+	+		
	发育异常	−	−	+	+		
	血细胞计数减少	−	−	+/−	+/−		
	骨髓原始细胞比例	<5%	<5%	<20%	<20%		
	免疫表型异常	−	−	++	++		
	细胞遗传学异常（$\geqslant 1$ 个）	−	−	++	++		
	分子学异常	−	+	++	++		

c ①外周血和骨髓中的原始细胞是区分 CMML 和 AML 的界值，但是幼稚单核细胞是前体单核细胞，其特征是有大量浅灰色或者轻微嗜碱性胞浆，伴少量分散的，淡紫色细颗粒，核染色质粗糙、有显著核仁、核皱折。作为前体单核细胞，幼稚单核细胞等同于原始细胞，因此幼稚单核细胞的识别认定十分重要。可结合流式细胞术和细胞遗传学及分子学检测[7]。

②大部分 CMML 染色体核型正常，约 20% 有异常核型，与 MDS 中的常见异常类似。CMML 中常见的突变基因是 SRSF2、TET2 和 / 或 ASXL1。这些基因突变在 MDS 中同样存在，但两种疾病的发生频率不同。

③ MPN 的其他亚型可伴有单核细胞增多，或在疾病过程中出现单核细胞增多，与 CMML 类似（MPN-CMML like），但这种情况并不常见。有 MPN 病史、骨髓具有 MPN 特点和 / 或有 MPN 相关基因突变（JAK2、CALR、MPL）倾向诊断 MPN 伴单核细胞增多，而非 CMML。

④ JMML 和 CMML 之间临床和血液学有相似之处，如单核细胞增多、不同程度的病态造血和脾大，以及常出现的 NRAS/KRAS 突变。CMML 患者中，NRAS/KRAS 突变发生率 25%~40%，主要发生于髓系增殖表现为主而病态造血为辅的患者中。此外 40%~50% 的 JMML 患者中可以发现 NF1 或 PTPN11 突变，但在 CMML 患者 NF1 及 PTPN11 突变很少阳性。相反，影响转录因子的突变，如 RUNX1、NPM1 多见于 CMML，JMML 中少见。其他 CMML 常见突变 JAK2、ASXL1、TET2、IDH1/2 等也少见于 JMML。

3. 分型和评分标准

	I 级推荐		II 级推荐	III 级推荐
FAB 协作组 CMML 分型标准[a]（1A 类）	**分型**	**标准**		
	发育异常型 CMML（MD-CMML）	WBC < 13 × 10⁹/L		
	增殖型 CMML（MP-CMML）	WBC ≥ 13 × 10⁹/L		
WHO（2016）CMML 分型标准[b]（1A 类）	**分型**	**标准**		
	CMML-0	原始细胞：外周血<2% 和 / 或骨髓中<5%		
	CMML-1	原始细胞：外周血 2%~4% 和 / 或骨髓中 5%~9%		
	CMML-2	原始细胞：外周血 5%~19% 和 / 或骨髓中 10%~19%，和 / 或有 Auer 小体		

【注释】

a MD 和 MP 型在临床和分子学上有差别，MD 多见于表观遗传学调控和 Pre-mRNA 剪接分子学异常，MP 多与 RAS/MAPK 信号通路异常有关。

b 目前两种分型更多地反映了肿瘤负荷，与疾病转归有较密切的关系，但要更准确地预测预后并对临床治疗有帮助，还需要将反映疾病生物学特征的细胞遗传学和分子生物学标志纳入新的分型标准。

	I 级推荐				II 级推荐	III 级推荐
CPSS 评分（1A 类）	**CMML 特异性预后积分系统（CPSS）预后参数 a**	**积分**				
		0	**1**	**2**		
	WHO 分型	CMML-1	CMML-2	—		
	FAB 分型	MD-CMML	MP-CMML	—		
	CMML 特定的细胞遗传学危度分层	低危	中危	高危		
	红细胞输注依赖	否	是	—		

	I 级推荐			II 级推荐	III 级推荐

CPSS-mol 评分 [8] (1A 类)	遗传学预后参数（遗传学 + 分子学累计积分）	积分				
		0	**1**	**2**		
	CPSS 细胞遗传学预后分组	低危	中危	高危		
	ASXL1	野生型	突变型			
	NRAS	野生型	突变型			
	RUNX1	野生型		突变型		
	SETBP1	野生型	突变型			

	CPSS-mol 评分 b	积分				
		0	**1**	**2**	**≥3**
	遗传学 + 分子学累计积分	低危 0	中危 1	中危 2	高危 ≥3
	骨髓原始细胞	<5%	≥5%		
	白细胞计数	$<13 \times 10^9/L$	$>13 \times 10^9/L$		
	红细胞输注	否	是		

【注释】

a CPSS 预后积分系统根据 WHO 分型、FAB 分型、特异性细胞遗传学异常、红细胞输注等 4 个变量，将 CMML 分为低危（0 分）、中危 1（1 分），中危 2（2 分），高危（4~5 分）。

b ELENA 等通过多因素回归分析发现，细胞遗传学异常及 *ASXL1*，*RUNX1*，*NRAS*，*SETBP1* 突变为 OS 的独立预后因素，因此在 CPSS 基础上形成了临床 + 分子 CPSS（CPSS-mol）。CPSS-mol 依据累计积分，将患者分为低危（0 分）、中危 1（1 分），中危 2（2~3 分），高危（≥4 分）

4. 治疗

（1）CMML 治疗推荐[3, 9]

	Ⅰ级推荐	Ⅱ级推荐	Ⅲ级推荐
治疗推荐	异基因造血干细胞移植 a（1A 类） 羟基脲（MP-CMML）（1B 类）	去甲基化药物 b：（1A 类） 阿扎胞苷：75mg/（m² · d），d1~7，皮下注射，每 28 天重复一次，6 个疗程后评价疗效 地西他滨：20mg/（m² · d），d1~5，静脉滴注，每 28 天重复一次，4 个疗程后评价疗效	JAK 抑制剂（2B 类） EPO（2B 类） 成分输血（2B 类） 维生素 C（2B 类）

（2）CMML 疗效评价

国际上尚无 CMML 共识疗效标准，可以参考成人 MDS/MPN 疗效标准和 MDS 工作组标准。

【注释】

a allo-HSCT 是目前有可能治愈 CMML 的唯一方法，较高危组患者推荐选择 allo-HSCT。较低危组
   患者，遗传学预后分组为较高危组、骨髓原始细胞>15% 或增长 50% 以上、有致命性血细胞减
   少（ANC<0.3×10^9/L，PLT<30×10^9/L，每月输注红细胞 ≥4U 且持续 6 个月以上），有 *ASXL1*，
   RUNX1，*NRAS*，*SETBP1* 突变的患者，推荐 allo-HSCT[10]。

b 去甲基化可以作为桥接治疗，但是不应延误 allo-HSCT。

参考文献

［1］GOASGUEN JE, BENNETT JM, BAIN BJ, et al. Morphological evalua tionofmonocytes and their precursors. Hae-
    matologica, 2009, 94 (7): 994-997.

［2］SELIMOGLU-BUET D, WAGNER-BALLON O, SAADA V, et al. Characteristic repartition of monocyte subsets as a
    diagnostic signature of chronic myelomonocytic leukemia. Blood, 2015, 125 (23): 3618-3626.

［3］ITZYKSON R, FENAUX P, BOWEN D, et al. Diagnosis and treatment of chronic myelomonocytic leukemias in
    adults: Recommendations from the European Hematology Association and the European Leukemia Net. Hemasphere,
    2018, 2 (6): e150.

［4］VALENTPORAZI A, SAVONA MR, et al. Proposed diagnostic criteria for classical chronic myelomonocytic leuke-

儿童慢性粒单核细胞白血病

mia (CMML), CMML variants and pre-CMML conditions. Haematologica, 2019, 104 (10): 1935-1949.

［5］ GOASGUEN JE, BENNETT JM, BAIN BJ, et al. Morphological evaluation of monocytes and their precursors. Haematologica, 2009, 94 (7): 994-997.

［6］ ORAZI A, BENNETT JM, GERMING U, et al. Chronic myelomonocytic leukaemia.//SWERDLOW SH. WHO Classification of Tumours of Haematopoietic and Lymphoid Tissues M. 4th ed. Lyon: IARC, 2017: 82-86.

［7］ PALOMO L, IBÁÑEZ M, ABÁIGAR M, et al. Spanish Guidelines for the use of targeted deep sequencing in myelodysplastic syndromes and chronic myelomonocytic leukaemia. Br J Haematol, 2020, 188 (5): 605-622.

［8］ ITZYKSON R, KOSMIDER O, RENNEVILLE A, et al. Prognostic score including gene mutations in chronic myelomonocytic leukemia. J Clin Oncol, 2013, 31 (19): 2428-2436.

［9］ ROBIN M, FENAUX P. Which lower risk myelodysplastic syndromes should be treated with allogeneic hematopoietic stem cell transplantation ? . Leukemia, 2020, 34 (10): 2552-2560.

［10］ SUN YQ, ZHAO C, WANG Y, et al. Haploidentical stem cell trans-plantation in patients with chronic myelomonocytic leukemia J. Sci China Life Sci, 2020, 63 (8): 1261-1264.

儿童慢性粒单核细胞白血病

十八、嵌合抗原受体 T 细胞（CAR-T）治疗复发 / 难治 B 系儿童急性淋巴细胞白血病（仅限临床试验）

儿童急性淋巴细胞白血病（ALL）经系统规范化疗后可以获得较好的临床远期疗效，其长期无事件生存率达 80% 左右。复发、难治（R/R）儿童 ALL 患者预后欠佳，是造成疾病死亡的主要原因。近年来随着嵌合抗原受体 T 细胞（CAR-T）免疫疗法的逐步成熟，靶向 CD19 和 / 或 CD22 的 CAR-T 在复发、难治儿童 B-ALL 中取得了革命性的突破。诺华公司的 CAR-T 细胞药物 -tisagenlecleucel 的临床试验结果表明，其完全缓解率（CR）达到 81%，12 个月无事件生存率（EFS）和总生存率（OS）分别达到 50% 和 76%。国内针对 CD19 和 CD22 的多中心双靶点 CAR-T 治疗复发、难治儿童 B-ALL 的客观缓解率（CR+CRi）达到 99%，12 个月的 EFS 和 OS 分别达到 70% 和 85% 以上，极大改善了复发、难治儿童患者的预后。本部分主要阐述 CAR-T 的适应证、治疗前评估、细胞输注、治疗后监测、相关不良反应的管理和 CAR-T 后随访等内容。

作为一种创新性治疗手段，由于其技术难度高，临床风险大，当前 CAR-T 治疗只限于具有干细胞临床研究机构资质、配备高水平重症监护病房（ICU）的三级甲等医院开展。除所属医院伦理委员会审批通过外，尚需到当地卫生行政主管部门进行备案。

1. 适应证

	标准
难治	①诱导化疗两个疗程骨髓未达到完全缓解，MRD>1% ②TCF3-HLF 阳性 B-ALL
复发	化疗中复发 停药复发，再次诱导化疗未获得完全缓解（MRD>1%） 骨髓移植后复发 二次或者多次复发 单纯骨髓、单纯髓外（睾丸白血病、中枢神经系统白血病等）或者联合复发

2. 治疗前评估

	I 级推荐	II 级推荐	III 级推荐
常规检查	完整病史采集：既往诊断和治疗史（初诊 MICM、化疗经过、移植情况、贝林妥欧抗体使用等） 体格检查：生命体征、淋巴结、肝脾大小、睾丸及中枢神经系统体征等 体能状态评估：Karnofsky 或 Lansky 评分		
实验室检查	血尿粪常规，血生化全项，乳酸脱氢酶（LDH），血型，凝血功能，NT-ProBNP，cTnT，CRP，铁蛋白，细胞因子（IL-6、IFN-γ、IL-8、IL-10、IL-2 等），感染筛查（HBV+HCV+HIV+ 梅毒 +EBV，异常者需完善病毒载量确认），IgG、IgA、IgM，脑脊液细胞学及免疫表型检测（FCM）	淋巴细胞精细亚群，遗传性血液病和免疫缺陷病筛查（NGS）	
影像学检查	心电图，心脏彩超，腹部超声，头胸腹盆腔 CT 或 MRI		
骨髓检查	形态学，免疫分型，MRD 筛选，RNAseq（原始 + 幼稚淋巴细胞>20%），细胞遗传学（FISH），嵌合率（STR-PCR 或 FISH）	基因组水平基因点突变和结构变异检测（WES、WGS 等）	

【注释】

治疗前评估需要关注以下内容：

1. CAR-T 靶点确认，通过流式细胞技术（FCM）确认合适的 CAR-T 治疗靶点。

2. 肿瘤负荷评估，包括骨髓增生活跃程度，肿瘤细胞比例，是否有中枢、睾丸浸润以及其他髓外病灶等。

3. 肿瘤遗传学检测：复发、难治 B-ALL 多具有高危分子遗传学预后因素，部分遗传学变异对于 CAR-T 治疗后的继续治疗选择非常重要，且基于 NGS 检测结果设计探针行液体活检或者数字 PCR（ddPCR）可用于 CAR-T 后疾病状态和疗效评估。

4. 体能状态评估：重要脏器功能以及有无活动性感染的评估，CAR-T 前细胞因子基线水平评估。

3. CAR-T 治疗

	Ⅰ级推荐	Ⅱ级推荐	Ⅲ级推荐
桥接治疗			化疗、小分子靶向药物治疗、局部放疗,手术等
清淋预处理	氟达拉滨:30~40mg/m^2, q.d., d1~3 环磷酰胺:500mg/m^2, q.d., d1~2		
CAR-T 回输	回输时间一般在清淋预处理结束后 d2~11,通过外周静脉或者中央静脉回输 回输前需予以抗组胺类药物,如开瑞坦或西替利嗪等 回输剂量见注释		

【注释】

1. 输注剂量：按照临床试验设计中的推荐剂量输注。
2. 多个靶点 CAR-T 联合输注，输注细胞总剂量不宜超过 $10.0 \times 10^6/kg$。
3. 肿瘤负荷越高，建议给予输注的 CAR-T 细胞剂量越小，以减少 3 级以上细胞因子风暴（CRS）风险。

4. 治疗中监测

监测项目	
生命体征和脏器功能	每日进行生命体征的评估，注意血常规、CRP、PCT、SpO_2、NT-proBNP、cTnT、LDH、电解质、肝肾功能、血清铁蛋白、皮质醇、血气、心脏超声等的检查
细胞因子	每日进行 IL-6、IFN-γ、IL-8、IL-10、IL-2、IL-5 等细胞因子的监测
CAR-T 细胞计数	CAR-T 输注前、后不同时间点进行 CAR-T 细胞计数监测（FCM 或者 RQ-PCR 法）
MRD 和 B 细胞重建	CAR-T 输注后定期进行 MRD 的监测（FCM、NGS 或 ddPCR），同时监测骨髓中 B 细胞的重建情况（FCM 法）
其他	脑脊液和外周血中细胞因子水平、CAR-T 细胞计数、B 细胞重建的监测，以及脑脊液中白血病细胞的定量监测（FCM 法） 睾丸超声（睾丸白血病）、头颅 MRI（中枢神经系统白血病）和髓外受累部位 CT/MRI 等影像学监测

细胞因子释放综合征（CRS）分级

CRS 分级	1 级	2 级	3 级	4 级
发热	≥ 38℃	≥ 38℃	≥ 38℃	≥ 38℃
		和	和	和
低血压	无	无须升压药	需一种升压药 或不需要升压药	需多种升压药
		和 / 或	和 / 或	和 / 或
低氧血症	无	需低流量吸氧	需高流量吸氧	需正压通气

【注释】

1. 器官毒性：与 CRS 相关的器官毒性根据 CTCAE V5.0 分级，但不影响 CRS 分级。
2. 低流量鼻导管吸氧：以 ≤ 6L/min 的速度供氧，高流量吸氧：> 6L/min 速度供氧。
3. 低血压和低血氧需排除任何其他原因。

CAR-T 治疗复发\难治 B 系儿童急性淋巴细胞白血病

细胞因子释放综合征（CRS）处理

CRS 分级	1 级	2 级	3 级	4 级
支持治疗	• 退热等对症治疗 • 对感染的评估（血、尿、痰等培养，胸片） • 使用广谱抗生素	• 分级 1 的处理 • 液体治疗：液体复苏以保证血压在年龄段正常范围 • 吸氧	• 分级 1、2 处理 • 血管活性药物使用 • 氧疗（高流量或者无创辅助通气） • 转重症监护室	• 进入重症监护室治疗 • 血流动力学监测 • 血管活性药物使用 • 通气支持
托珠单抗治疗	• 持续发热（>3 天）可考虑使用一剂托珠单抗治疗，静滴超过 1 小时 • 托珠单抗剂量：12mg/kg（≤30kg）、8mg/kg（<30kg），最大剂量不超过 800mg	• 托珠单抗：根据低氧血症和 / 或低血压的纠正情况确定使用频率，每隔 8 小时可使用 1 剂，24 小时不超过 3 剂，总共给药不超过 4 剂	• 同 2 级	• 同 2 级

细胞因子释放综合征（CRS）处理（续）

CRS 分级	1 级	2 级	3 级	4 级
激素治疗	无	• 如果托珠单抗 1~2 剂治疗后症状没有改善或有快速恶化表现，可考虑地塞米松（0.2mg/kg，最大 10mg）	• 地塞米松（0.2mg/kg/ 次最大 10mg，q.8h.~q.12h.）或者其他等量激素，例如甲泼尼龙（每次 1mg/kg，q.8h.~q.12h.）	• 地塞米松（0.2mg/（kg ·次），最大 10mg，q.6h.），如临床症状无改善，考虑大剂量甲泼尼龙冲击治疗（每次 5~10mg/kg） • 如果症状有改善，则按对应的 CRS 级别处理

CAR-T 治疗复发／难治 B 系儿童急性淋巴细胞白血病

【注释】

以上内容均属于 I 级推荐。

对于激素及托珠单抗均难以控制的 CRS，可考虑抗 IL-6 单抗 Siltuximab、IL-1 受体拮抗剂阿那白滞素或化疗药物，如环磷酰胺。

注意 CRS 期合并巨噬细胞活化综合征 / 噬血细胞性淋巴组织细胞增生症（MAS/HLH），可考虑加用芦可替尼。

免疫效应细胞相关神经毒性综合征（ICANS）分级

ICANS 分级	1 级	2 级	3 级	4 级
ICE 评分（>12 岁） CAPD 评分（≤12 岁）	7~9 分 1~8 分	3~6 分 1~8 分	0~2 分 ≥9 分 或 无法行 CAPD 评分	0 或无法行 ICE 评分 无法行 CAPD 评分
意识水平下降	可自发清醒	声音唤醒	仅可通过触觉刺激唤醒	无法唤醒或者需要强烈或重复触觉刺激唤醒，或昏迷
癫痫发作	—	—	通过干预可快速缓解的任何临床局灶性或全身性癫痫；或经过干预可缓解的脑电图非惊厥性癫痫发作	危及生命的持续癫痫发作（>5min）；或两次发作间未恢复至基线水平的反复临床或脑电图发作
活动障碍	—	—	—	深部局灶性运动无力

免疫效应细胞相关神经毒性综合征（ICANS）分级（续）

ICANS 分级	1 级	2 级	3 级	4 级
颅内压增高 / 脑水肿	—	—	神经影像学检查显示局灶 / 局部水肿	神经影像学检查显示弥漫性脑水肿，去大脑或去皮质强直，或第 VI 颅神经麻痹，或视乳头水肿，或库欣三联征

ICE 评分表

检查		分数 / 分
方向	指向年、月、市、医院	4
命名	能指出 3 个物体的名字（如桌子、笔、枕头）	3
遵循指令	能够执行简单的指令（如闭眼、张口）	1
书写	能书写一个标准句子（如"我在医院看病"）	1
注意力	能够从 100 倒数到 10	1

CAPD 评分表

检查	总是	经常	有时	几乎不	从不
眼睛与护理者接触	0	1	2	3	4
有目的的活动	0	1	2	3	4
了解周围环境	0	1	2	3	4
坐立不安	4	3	2	1	0
伤心	4	3	2	1	0
活动不足	4	3	2	1	0
对相互作用反应缓慢	4	3	2	1	0
交流的需求与欲望	5	4	3	2	40

【注释】
1. 需排除其他导致意识问题的原因，如镇静药物，注意氟达拉滨所致神经系统毒性的鉴别。
2. 如患者进入 CRS 期时出现神经毒性，应每日进行神经毒性评估。

免疫效应细胞相关神经毒性综合征（ICANS）管理

ICANS 分级	1 级	2 级	3 级	4 级
合并 CRS	托珠单抗：使用同 1 级 CRS	托珠单抗：使用同 2 级 CRS	托珠单抗：使用同 2 级 CRS	托珠单抗：使用同 2 级 CRS
未合并 CRS	支持治疗	地塞米松（每次 0.2mg/kg，最大 10mg，q.8h.~q.12h.）或者其他等量激素，直至 ICANS 降至 1 级及以下；使用非镇静、抗癫痫药物（如左乙拉西坦）用于预防癫痫发作	地塞米松（每次 0.2mg/kg，最大 10mg，q.6h.~q.8h.）或者其他等量激素，直至 ICANS 降至 1 级及以下；使用非镇静、抗癫痫药物（如左乙拉西坦）用于预防癫痫发作	考虑甲泼尼龙冲击治疗（每次 5~10mg/kg）；如症状有所改善，按对应 ICANS 级别进行继续治疗；使用非镇静、抗癫痫药物（如左乙拉西坦）用于预防癫痫发作

CAR-T 治疗复发 \ 难治 B 系儿童急性淋巴细胞白血病

【注释】

除托珠单抗及皮质类固醇治疗外，其他处理：

1. 将患儿床头抬高至 30°。
2. 颅高压时保持过度通气以达到 $PaCO_2$ 目标范围 30~40mmHg。
3. 高渗液体：20% 甘露醇，初始剂量 0.5~1g/kg，维持剂量 0.25~1g/kg，每 6~8 小时 1 次；3% 生理盐水，初始剂量 5ml/kg 静脉点滴 15 分钟以上，维持剂量 1ml/kg 静脉点滴，目标血清钠水平 150~155mmol/L。

5. CAR-T 后随访

	频率	监测项目	备注
原发病状态	回输后第 1、2、3、6、9、12 个月检测，之后 1~3 年，每半年一次，3 年以后，每年一次	全血细胞计数，骨髓形态学；骨髓 MRD（FCM、ddPCR 或 NGS）；脑脊液常规、生化、免疫分型；MRI、CT 或超声	MLLr 或 ZNF384r ALL、CAR-T 后早期 B 细胞重建（回输后 2 个月内骨髓 B 细胞重建）患儿，建议 CAR-T 后 3 个月左右桥接移植。监测 MRD 明确转阳的患儿，联合化疗或靶向药物治疗，或二次 CAR-T 后桥接移植

CAR-T 后随访（续）

	频率	监测项目	备注
CAR-T 持久度（连续两次未检测到，可终止）	回输后第 1、2、3、6、9、12 个月检测，之后 1~3 年，每半年一次，3 年以后，每年一次	CAR-T 细胞计数（FCM） CAR 基因拷贝数（PCR） 骨髓和外周血 B 细胞重建（FCM）	
免疫重建（正常后可终止）	回输后第 1、2、3、6、9、12 个月检测，之后 1~3 年，每半年一次，3 年以后，每年一次	淋巴细胞亚群、免疫球蛋白	静脉输注免疫球蛋白 0.4~0.5g/kg，每月 1 次，至当地医院儿童丙种球蛋白参考值下限以上
病原学	有临床指征时	HBV、EBV、CMV 等病毒及曲霉菌、毛霉菌等真菌感染（PCR、NGS）	预处理开始预防性使用阿昔洛韦和 SMZco

CAR-T 治疗复发\难治 B 系儿童急性淋巴细胞白血病

[1] MAUDE SL, FREY N, SHAW PA, et al. Chimeric antigen receptor T cells for sustained remissions in leukemia. N Engl J Med, 2014, 371 (16): 1507-1517.

[2] LEE DW, KOCHENDERFER JN, STETLER-STEVENSON M, et al. T cells expressing CD19 chimeric antigen receptors for acute lymphoblastic leukaemia in children and young adults: A phase 1 dose-escalation trial. Lancet, 2015, 385 (9967): 517-528.

[3] NEELAPU SS, TUMMALA S, KEBRIAEI P, et al. Chimeric antigen receptor T-cell therapy-assessment and management of toxicities. Nat Rev Clin Oncol, 2018, 15 (1): 47-62.

[4] MAHADEO KM, KHAZAL SJ, ABDEL-AZIM H, et al. Management guidelines for paediatric patients receiving chimeric antigen receptor T cell therapy. Nat Rev Clin Oncol, 2019, 16 (1): 45-63.

[5] THOMPSON JA, SCHNEIDER BJ, BRAHMER J, et al. Management of Immunotherapy-Related Toxicities, Version 1.2022, NCCN Clinical Practice Guidelines in Oncology. J Natl Compr Canc Netw, 2022, 20(4):387-405.

[6] LEE DW, SANTOMASSO BD, LOCKE FL, et al. ASTCT Consensus grading for cytokine release syndrome and neurologic toxicity associated with immune effector cells. Biol Blood Marrow Transplant, 2019, 25 (4): 625-638.

[7] MORRIS EC, NEELAPU SS, GIAVRIDIS T, et al. Cytokine release syndrome and associated neurotoxicity in cancer immunotherapy. Nat Rev Immunol, 2022, 22 (2): 85-96.

[8] MAUDE SL, LAETSCH TW, BUECHNER J, et al. Tisagenlecleucel in children and young adults with B-Cell lymphoblastic leukemia. N Engl J Med, 2018, 378 (5): 439-448.

[9] SANTOMASSO BD, PARK JH, SALLOUM D, et al. Clinical and biological correlates of neurotoxicity associated

with CAR T-cell therapy in patients with B-cell acute lymphoblastic leukemia. Cancer Discov, 2018, 8 (8): 958-971.

[10] FRY TJ, SHAH NN, ORENTAS RJ, et al. CD22-targeted CAR T cells induce remission in B-ALL that is naive or resistant to CD19-targeted CAR immunotherapy. Nat Med, 2018, 24 (1): 20-28.

[11] WANG T, TANG Y, CAI J, et al. Coadministration of CD19-and CD22-Directed chimeric antigen receptor T-Cell therapy in childhood B-Cell acute lymphoblastic leukemia: A single-arm, multicenter, phase Ⅱ Trial. J Clin Oncol, 2022: JCO2201214.

[12] HAYDEN PJ, RODDIE C, BADER P, et al. Management of adults and children receiving CAR T-cell therapy: 2021 best practice recommendations of the European Society for Blood and Marrow Transplantation (EBMT) and the Joint Accreditation Committee of ISCT and EBMT (JACIE) and the European Haematology Association (EHA). Ann Oncol, 2022, 33 (3): 259-275.

CAR-T 治疗复发／难治 B 系儿童急性淋巴细胞白血病